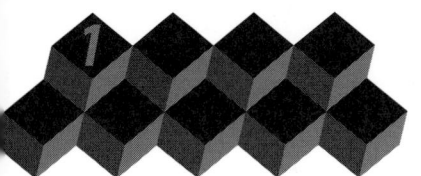

エビデンス・ベイスト
心理療法シリーズ
Advances in Psychotherapy Evidence-Based Practice

貝谷久宣　久保木富房　丹野義彦　[監修]

双極性障害
Bipolar Disorder

Robert P. Reiser, Larry W. Thompson
ロバート・P・レイサー，ラリー・W・トンプソン　[著]

岡本泰昌　[監訳]

岡本泰昌　田辺紗矢佳　萬谷智之　竹林　実　[訳]

金剛出版

Advandes in Psychotherapy — Evidence-Based Practice

Danny Wedding: PhD, MPH, Prof., St. Louis, MO
(Series Editor)
Larry Beutler: PhD, Porf., Palo Alto, CA
Kenneth E. Freedland: PhD, Prof., St. Louis, MO
Linda C. Sobell: PhD, ABPP Prof., Ft. Lauderdale, FL
David A. Wolfe: PhD, Prof., Toronto
(Associate Editors)

　このシリーズの基本的な目的は，日常臨床でよくみられる疾患についての実践的でエビデンスに基づく治療の手引きを，「読みやすい」方法で治療者に提供することである。このシリーズの各巻は，日常臨床で専門家が使用できる特定の疾患についての簡潔な「ハウツー」本でもあるし，かつ学生や実践指向型の生涯教育のための理想的な教育資料でもある。
　このシリーズは各巻とも同じ構成となっており，日常臨床に関係するすべての側面について簡潔にわかりやすく案内している。表や，囲み記事の形にした「臨床のツボ」，傍注，欄外に記した要旨が理解に役立ち，チェックリストは日々の実践で使用できるツールを提供している。

Bipolar Disorder
Robert P. Reiser, Larry W. Thompson

Copyright©2005 by Hogrefe & Huber Publishers
Japanese translation rights arranged with Hogrefe & Huber Publishers
through Japan UNI Agency, Inc., Tokyo

監修者序文
エビデンス・ベイスド心理療法シリーズ：刊行にあたって

　米国精神医学会の年次総会は精神科医や神経科学者をはじめ，心理士，作業療法士などのパラメディカルスタッフも含めて例年約1万人前後参加する大規模な催しである。私は1988年以来海外特別会員としてほぼ毎年この学会に参加している。それは，この学会は臨床家を育て鍛える種々な機会を与えてくれるからである。まさにアメリカのプラグマチズムを象徴するかのような学会である。精神医学のすべての分野をカバーする何百という数のミーティングや講義が行われる。そのほかに，広大な会場で薬と医療機器の会社をはじめ，精神医学分野の出版社はほとんど参加するイクスヒビションも大きな魅力である。例年私はこの展示場で新しい本を探しまわる。日本にまだ紹介されていない使えそうな情報を収集する。このようにして今までに数冊の本をNPO法人不安・抑うつ臨床研究会のメンバーが中心になって翻訳刊行した。このAdvances in Psychotherapy Evidence-Based Practicesシリーズは昨年のサン・フランシスコの年次総会で見出した。エビデンスのある心理療法，すなわち認知行動療法の本である。

　本年，厚生労働省はうつ病の認知行動療法を保険適応とした。この数年間マスコミやメンタルヘルス関係では向精神薬療法を悪者の如く扱い，認知行動療法が最上の治療のように取り上げる傾向がある。このような極端な風潮がユーザー側にひろく流布し，軽い気持で認知行動療法を希望して医療機関に数多くの患者が押しかけている。医療機関側も時流に乗り遅れてはならないとにわかに認知行動療法をする施設が増えてきた。即席認知行動療法家の誕生である。新しい治療法が始まる場合はこのような状況が生じることは多少とも止むを得ないことではある。願わくば，認知行動療法の専門家が増えて患者側の要求に十分に応えられる体制ができることである。この本のシリーズの監修者3名はその他の有志とともに2006年に東京認知行動療法アカデミーを結成した。年に4回この分野の第一級の講師にお願いしセミナーを開いている。受講生の数は現在までに延べ4,000人以上に達している。このシリーズはこのような精神医療の趨向にかなったものだと思念する。

　このシリーズの総編集はサンフランシスコのアライアント大学カリフォルニア心理学学校のD.ウェディング教授になる。現在までに23巻が刊行され，将来なお11巻が予定されている。このシリーズは米国心理学会の傘下にある米国臨床心理学会の支援のもとに編集発刊されている。各巻の著者は臨床経験豊かなその分野の第一人者である。このシリーズの編集方針は，まず何よりも実務にすぐ利用できる読みやすいコンパクトな本であることである。それ故に，豊富な図表，

臨床のツボ，症例スケッチ，患者教育資料がちりばめられている。そして記載された技法や理論の基礎となる文献が豊富に引用されている。このシリーズの本は，心理療法家の頂上に立つ指導者から裾野で訓練を受けている学生まですべての人の診察室やカウンセリングルームに置かれる価値があると思う。

　このシリーズの翻訳は，3人の監修者で熟慮相談し，各分野の第一人者にお願いした。このシリーズが日本の心理療法家とりわけ認知行動療法家に広く愛読され，多くの患者から苦を取り去り，楽を与え，充実した人生が送られるよう援助していただければ監修者の望外の喜びである。

平成22年庚寅　師走
滝廉太郎の旧居跡に隣接する寓居にて

医療法人　和楽会　パニック障害研究センター長
貝谷久宣

序　文

　双極性障害の心理社会的治療は，これまで長い間，軽視されてきたが，この10年間，急速に関心が高まっている。近年，双極性障害に対する治療の有効性を示すエビデンスが多く得られてきており，日常臨床において双極性障害の理解を深め，治療の向上に資することが期待されている。しかし残念ながら，これらの研究結果の多くは日常臨床から距離があったため，地域社会で実際に行われる治療との間のギャップが広がることとなった。この観察結果は，NIMH（the National Institute of Mental Health）白書に記述されている「うつ病性障害の治療の中で，ガイドラインレベルのケアを満たしているのは全体の10％にも満たない」こととも合致している。

　現在，われわれは，研究論文や体系的な文献レビュー，臨床医には容易にアクセスできない治療マニュアルなどのさまざまな情報を得ることができる。本書の執筆にあたっては，エビデンスに基づく双極性障害の治療的アプローチを示すことを基本方針としたが，あまり専門的すぎるアプローチや，複雑な手順を踏むものはできるだけ避けることとした。また，地域のメンタルヘルスクリニックを含む一般的なさまざまな治療状況で出会う患者がもっている重要な問題についても検討することとした。すなわち，本書の目的は，双極性障害の治療において，臨床医がエビデンスに基づく包括的で統合されたアプローチ（実際的で，容易に実施可能で，日常臨床に応用できるもの）を実践できるようにすることとする。

本書を使用するにあたって

　本書は，標準的な精神科薬物治療の代替となるものではない。本書で示した治療プログラムは，標準的な精神科薬物治療を受け，服薬管理がされている患者に対する補助的治療法やサポートとなるように計画されている。心理社会的治療プログラムに参加する前提として，効果が認められている気分安定薬による治療を継続することが必須である。まだ精神科治療を受けていない双極性障害患者を心理社会的治療プログラムに受け入れることは，重大なリスクをはらみ，ほとんどの症例で禁忌と考えられる。

　本書は，精神疾患の治療法についてある程度の知識を有している専門家を読者として想定している。双極性障害患者は地域に存在する。そのため，多様な地域社会を基盤として，複数の障害をかかえた患者が，軋轢をできるだけ少なくし，治療へのモチベーションを保ち，恩恵を最大限得られるような治療戦略に適応できることを検討する。

謝　辞

　私たち 2 人の著者は，カリフォルニア州サンホセの地域社会資源である非営利団体 The Health Trust に感謝する。The Health Trust は 2 年間にわたって，私たちの双極性障害に関する地域精神医療の研究を温かく支えてくれた。Robert P. Reiser は，本書を亡き母 Antoinette Overly，長年の伴侶で妻の Susan，そして素晴らしい 3 人の息子 Evan，Spencer，Luke に捧げる。また，Monica Basco のスーパービジョン，助言，指導に，Ellen Frank のサポートに感謝する。Larry W. Thompson は，妻の変わることのない愛と支援に感謝する。私たちは，文献収集と原稿の最終校正を支援してくれた Shilpa Reddy，Tam Nguyen，Lauren Durkin に感謝する。本書の上梓にあたって，私たちにとって最良の教師であった患者の皆さまや，学生諸君の貢献に感謝する。

ロバート・P・レイサー
Robert P. Reiser

ラリー・W・トンプソン
Larry W. Thompson

目　次　　　　　　　　　　　　　　　　　　　　双極性障害

監修者序文 …………………………………………………………………… 3
序　文 ………………………………………………………………………… 5
謝　辞 ………………………………………………………………………… 6

1　双極性障害とは
1.1　用　語 ……………………………………………………………… 11
1.2　定　義 ……………………………………………………………… 11
　1.2.1　双極性障害の診断と分類についてその他の考慮すべき点 ……… 14
　1.2.2　実際の臨床での意義 ……………………………………………… 14
1.3　疫　学 ……………………………………………………………… 15
1.4　経過ならびに予後 ………………………………………………… 16
1.5　鑑別診断 …………………………………………………………… 18
　1.5.1　双極Ⅰ型，Ⅱ型障害と大うつ病の鑑別診断 …………………… 19
　1.5.2　双極Ⅰ型障害と双極Ⅱ型障害の鑑別診断 ……………………… 19
　1.5.3　双極Ⅰ型障害と精神病性障害
　　　　（失調感情障害，統合失調症，妄想性障害）の鑑別診断 ……… 20
　1.5.4　双極性障害（現エピソード，躁病，もしくは混合型）と
　　　　物質誘発性気分障害の鑑別診断 ………………………………… 21
　1.5.5　双極Ⅰ型障害，双極Ⅱ型障害と
　　　　境界性パーソナリティ障害の鑑別診断 ………………………… 21
　1.5.6　双極Ⅰ型障害，双極Ⅱ型障害と注意欠陥多動性障害の鑑別診断 … 22
　1.5.7　双極Ⅰ型障害，双極Ⅱ型障害と
　　　　反社会性パーソナリティ障害の鑑別診断 ……………………… 22
1.6　併存症 ……………………………………………………………… 22
1.7　診断手順ならびに記録 …………………………………………… 23
　1.7.1　双極性障害の評価に役立つツール：躁病 ……………………… 23
　1.7.2　双極性障害の評価に役立つツール：うつ病 …………………… 25
　1.7.3　病歴を十分に聴取すること ……………………………………… 25

2　双極性障害の理論とモデル
2.1　生物学に基づく双極性障害モデル ……………………………… 28
2.2　一般心理教育ならびに疾患管理戦略 …………………………… 29
2.3　対人・社会リズム仮説：
　　　社会リズムの乱れが双極性エピソードの引き金になる ……… 31
2.4　家族ベースの治療アプローチ …………………………………… 32
2.5　認知行動療法によるアプローチ ………………………………… 32
　2.5.1　双極性障害における Basco と Rush の認知行動療法 ………… 32
　2.5.2　Lam ら（1999）：前駆症状の特定 ……………………………… 33
　2.5.3　双極性障害のその他の認知行動療法 …………………………… 34

3 診断と治療適応

3.1 適切な治療法を判定するためのディシジョン・ツリー ……… 37
3.2 治療選択肢 ……… 38
3.2.1 若年成人のための治療選択肢 ……… 38
3.2.2 ハイリスク者のための治療選択肢 ……… 38
3.2.3 躁病／軽躁病のエピソードが反復するものの治療選択肢 ……… 38
3.2.4 持続性亜症候性うつ病と気分変調症の治療選択肢 ……… 38

4 治　療

4.1 治療法 ……… 39
4.1.1 双極性障害に対する生物学的治療アプローチ ……… 39
4.1.2 双極性障害に対する心理療法的アプローチ：概論 ……… 41
4.1.3 治療の全体的な構造と手順 ……… 43
4.1.4 治療の初期段階：オリエンテーションと治療契約 ……… 43
4.1.5 治療の中間段階：スキルを形成する
　　　　──ツールボックス（道具箱）を一杯にする ……… 50
4.1.6 治療の最終段階：治療で得たことをどう維持するか ……… 68

4.2 作用機序 ……… 71
4.2.1 標的を絞った心理教育と疾患管理の戦略 ……… 71
4.2.2 活動と気分をモニタリングする ……… 71
4.2.3 双極性エピソードを促進する社会的リズムの中断 ……… 72
4.2.4 家族に焦点を当てた治療 ……… 73
4.2.5 認知行動療法アプローチ ……… 73

4.3 効果と予後 ……… 74
4.4 方法の多様性と複合性 ……… 76
4.4.1 家族療法および家族マネジメント ……… 76
4.4.2 回復モデルを組み入れた自助アプローチ ……… 82

4.5 治療を行う上での諸問題 ……… 87
4.5.1 自殺の危険の評価と管理 ……… 88
4.5.2 治療アドヒアランスの改善 ……… 91
4.5.3 物質使用障害を併存する患者の治療 ……… 95

4.6 まとめ ……… 98

5 参考図書 ……… 99

6 文　献 ……… 101

7 付録：ツールと資料 ……… 107

監訳者あとがき ……… 117

エビデンス・ベイスト
心理療法 シリーズ
Advances in Psychotherapy　Evidence-Based Practice

双極性障害
Bipolar Disorder

1 双極性障害とは

1.1 用　語

　双極性障害［以前は躁うつ性反応（DSM-Ⅰ）や躁うつ病（DSM-Ⅱ）］は，気分の極端な変動が長期にエピソード的に繰り返され，社会機能，対人機能および職業機能が大きく障害を受ける特徴を有する。
　現行の診断基準では，双極性障害は気分障害の診断に含まれ，気分障害は大うつ病と双極性障害に分けられる。**精神疾患の診断統計マニュアル第 4 版テキスト改訂版**（DSM-Ⅳ-TR；American Psychiatric Association, 2000）と WHO の **ICD 分類**（Maier & Sandmann, 1993）は，単極性障害と双極性障害のカテゴリーを強調した分類システム（付録 1 参照）を採用した。この分類方法を用いることで鑑別診断が大きく改善され，診断の高い評価者間信頼性が得られるようになったが，反面，気分障害の二分法的な分類が強調され過ぎることになった。DSM-Ⅳ-TR 分類法では，気分障害は躁病エピソード，混合性エピソードあるいは軽躁病エピソードの**既往の有無**で区別され，うつ病性障害と双極性障害の 2 つのカテゴリーに分けられている。
　双極性障害は，躁病エピソード，混合性エピソード，ならびに軽躁病エピソードの有無に基づいて，4 つの異なるカテゴリー（双極Ⅰ型障害，双極Ⅱ型障害，気分循環性障害，特定不能の双極性障害）に分類される。
　双極Ⅰ型障害は，顕著な社会機能や職業機能の障害をもたらす，ほとんどの場合，精神科専門病院への入院となる，重症度の高い躁病エピソードもしくは混合性エピソードが 1 回以上，生じることで特徴づけられる。
　双極Ⅱ型障害は，1 回以上の大うつ病エピソードと少なくとも 1 回の軽躁病エピソードを伴い，このエピソードでは社会機能や職業機能に著明な障害を生じさせるほど重篤な機能障害が生じない。
　気分循環性障害は，2 年間以上，軽躁症状や抑うつ症状による気分の不安定性が生じるが，それぞれの症状は躁病エピソードあるいは大うつ病エピソードの基準を満たさないもので特徴づけられる。
　特定不能の双極性障害は，持続期間や症状の数についての基準を満たさない，あるいは診断を確立するための確実な情報が欠落しているため，前述の基準を満たさない双極性障害を表すのに使われる。

1.2 定　義

　双極性障害は，躁病エピソード，混合性エピソード，あるいは軽躁病エピソードの**既往の有無**で他の気分障害と区別される。これらは臨床家が鑑別診断を行う

双極性障害の 4 つの基本ブロック

ための基本的な単位である。表1にDSM-IV-TRに記載された**大うつ病エピソー**
ドの診断基準を，表2にDSM-IV-TRに記載された**躁病エピソード**の判定基準を
示す。うつ病治療（たとえば，投薬，電気けいれん療法，光線療法）によって惹
起されたことが明確な躁病エピソードは，双極Ⅰ型障害の診断に含めない。表3
にDSM-IV-TRに示された**混合性エピソード**の基準を示す。躁病エピソードと同
様，うつ病治療によることが明確な躁病様エピソードは，双極Ⅰ型障害の診断に
含めない。表4に，DSM-IV-TRに示された**軽躁病エピソード**の基準を示す。躁
病エピソードや混合性エピソードと同様，うつ病治療によることが明確な軽躁病
エピソードは，双極Ⅱ型障害の診断に含めない。

大うつ病エピソードの基準

表1　大うつ病エピソードの基準（DSM-IV-TR）*

A. 以下の症状のうち5つ（またはそれ以上）が同じ2週間に存在し，病前の機能から変化を起こしている。これらの症状のうち少なくとも1つは，（1）抑うつ気分，あるいは（2）興味または喜びの喪失である
   注：明らかに一般的身体疾患，または気分に一致しない妄想または幻覚による症状は含まない
   1. その人自身の言明（たとえば，悲しみまたは空虚感を感じる）か，他者の観察（たとえば，涙を流しているように見える）によって示される，ほとんど一日中，ほとんど毎日の抑うつ気分
      注：小児や青年期ではいらだたしい気分もありえる
   2. ほとんど一日中，ほとんど毎日の，すべて，またはほとんどすべての活動における興味や喜びの著しい減退（その人の言明，または他者の観察によって示される）
   3. 食事療法をしていないのに，著しい体重減少あるいは体重増加（たとえば，1カ月に5％以上の体重変化），またはほとんど毎日の，食欲の減退または増加。
      注：小児では，期待される体重増加がみられないことも考慮せよ
   4. ほとんど毎日の不眠または睡眠過多
   5. ほとんど毎日の精神運動性の焦燥または制止（他者によって観察可能で，ただ単に落ち着きがないとかのろくなったという主観的感覚ではないもの）
   6. ほとんど毎日の疲労感または気力の減退
   7. ほとんど毎日の無価値感，または過剰であるか不適切な罪責感（妄想的であることもある。単に自分をとがめたり，病気になったことに対する罪の意識ではない）
   8. 思考力や集中力の減退，または決断困難がほぼ毎日認められる（その人自身の言明による，または他者によって観察される）
   9. 死についての反復思考（死の恐怖だけではない）。特別な計画はないが反復的な自殺念慮または自殺企図，または自殺するためのはっきりとした計画
B. 症状は混合性エピソードの基準を満たさない
C. 症状は，臨床的に著しい苦痛，または社会的，職業的，または他の重要な領域における機能の障害を引き起こしている
D. 症状は，物質（たとえば，乱用薬物，投薬）の直接的な生理学的作用，または一般身体疾患（たとえば，甲状腺機能低下症）によるものではない
E. 症状は，死別反応ではうまく説明されない。すなわち，愛する者を失った後，症状が2カ月を超えて続くか，または著明な機能不全，無価値感への病的なとらわれ，自殺念慮，精神病性の症状，精神運動抑止があることで特徴づけられる

躁病エピソードの基準

表2　躁病エピソードの基準（DSM-IV-TR）*

A. 気分が異常かつ持続的に高揚し，開放的で，またはいらだたしい，いつもとは異なった期間が，少なくとも1週間持続する（入院治療が必要な場合はいかなる期間でもよい）
B. 気分障害の期間中に，以下の症状のうち3つ（またはそれ以上）が持続しており（気分

表2（続き）

が単にいらだたしい場合は4つ），はっきりと認められる程度に存在している
1. 自尊心の肥大，または誇大
2. 睡眠欲求の減少（たとえば，3時間眠っただけでよく休めたと感じる）
3. 普段よりも多弁であるか，しゃべり続けようとする心迫
4. 観念奔逸，またはいくつもの考えが競い合っているという主観的な体験
5. 注意散漫（すなわち，注意があまりにも容易に，重要でないかまたは関係のない外部刺激によって他に転じる）
6. 目標志向性の活動（社会的，職業または学校内，性的のいずれか）の増加，または精神運動性の焦燥
7. まずい結果になる可能性の高い快楽的活動に熱中すること（たとえば，抑制のきかない買いあさり，性的無分別，またはばかげた商売への投資などに専念すること）

C. 症状は混合性エピソードの基準を満たさない
D. 気分の障害は，職業的機能や日常の社会活動または他者との人間関係に著しい障害を起こすほど，または自己または他者を傷つけるのを防ぐために入院が必要であるほど重篤であるか，または精神病性の特徴が存在する。
E. 症状は，物質（たとえば，乱用薬物，投薬，あるいは他の治療）の直接的な生理学的作用，または一般身体疾患（たとえば，甲状腺機能亢進症）によるものではない

表3 混合性エピソードの基準（DSM-IV-TR）*

A. 少なくとも1週間の間ほとんど毎日，躁病エピソードの基準と大うつ病エピソードの基準をともに満たす
B. 気分の障害は，職業的機能や日常の社会活動，または他者との人間関係に著しい障害を起こすほど，あるいは自己または他者を傷つけるのを防ぐために入院が必要であるほど重篤であるか，または精神病性の特徴が存在する
C. 症状は，物質の直接的な生理学的作用（たとえば，乱用薬物，投薬，あるいは他の治療），または一般身体疾患（たとえば，甲状腺機能亢進症）によるものではない

表4 軽躁病エピソードの基準（DSM-IV-TR）*

A. 持続的に高揚した，開放的な，またはいらだたしい気分が，少なくとも4日間以上続くはっきりとした期間があり，それは抑うつのない通常の気分とは明らかに異なっている
B. 気分の障害の期間中，以下の症状のうち3つ（またはそれ以上）が持続しており（気分がいらだたしい場合は4つ），はっきりと認められる程度に存続している
1. 自尊心の肥大，または誇大
2. 睡眠欲求の低下（たとえば，3時間眠っただけでよく休めたと感じる）
3. 普段よりも多弁であるか，喋り続けようとする心迫
4. 観念奔逸，またはいくつもの考えが競い合っているという主観的な体験
5. 注意散漫（すなわち，注意があまりにも容易に，重要でないかまたは関係のない外的刺激によって他に転じる）
6. 目標志向性の活動（社会的，職場または学校内，性的のいずれか）の増加，または精神運動性の焦燥
7. まずい結果になる可能性の高い快楽的活動に熱中すること（たとえば，抑制のきかない買いあさり，性的無分別，またはばかげた商売への投資などに専念する）

C. エピソードには，その人が症状のないときの特徴とは異なる明確な機能変化が随伴する
D. 気分の障害や機能の変化は，他者から観察可能である
E. エピソードは，社会的または職業的機能に著しい障害を起こすほど，または入院を必要とするほど重篤でなく，精神病性の特徴は存在しない
F. 症状は，物質の直接的な生理学的作用（たとえば，乱用薬物，投薬，あるいは他の治療），または一般身体疾患（たとえば，甲状腺機能亢進症）によるものではない

1.2.1 双極性障害の診断と分類についてその他の考慮すべき点

上述の診断分類が気分障害の一元的な視点を弱めた結果,双極性スペクトラムとしての臨床的な認識が低下し,診断が見逃され,十分な治療が行われないことに留意する必要性が指摘されている。すなわち,症状の持続期間やクラスターに基づく恣意的な閾値が設定され,狭義の双極性障害(たとえば,**双極Ⅰ型障害,双極Ⅱ型障害**)が定義されているが,閾値下の症状や重大な機能障害をもつ人,気分変調症,不安障害の併存,閾値下うつや自殺などの危険性をうまく特定できない可能性がある。

> 多くの患者が,エピソード間欠期に重篤な障害を経験する

実際,最近の研究(Post et al., 2003)で,エピソード間欠期にも患者は閾値下の気分変動や重篤な機能障害を経験することが示されている。

この研究では,258例の双極性障害患者を対象に1年間毎日,気分や障害レベルを記録した。この患者の内,26.4%が重篤な障害(1年のうち75%以上の期間が重篤な障害)を示し,「比較的良好」と考えられたのはわずか32.9%にしか過ぎなかった。これらの結果と他の研究知見をあわせて,著者らは一元的な気分障害の捉え方として双極性スペクトラムがあらゆる気分障害に広がっていることを指摘している。このカテゴリー性の低い気分障害の捉え方は,単極性うつ病と双極性うつ病,および双極Ⅰ型障害と双極Ⅱ型障害の間の区別を強調していない。

1.2.2 実際の臨床での意義

気分障害をより広い双極性スペクトラムで捉えるというコンセプトは,以下のような点で実際の臨床では意義をもつ:

1. **双極性障害のスクリーニングが改善される**。「躁病未満」の双極性障害の有病率は人口の約5%と報告されているが,DSM-Ⅳ-TRの基準では約1%の有病率である。このことは,厳格なDSM-Ⅳ-TR基準で特定できるよりもはるかに多い双極性障害を検出するには,臨床家は,スクリーニング手順を改善する必要があることを示している。より高感度のスクリーニング法を用いることで,次のことが可能になる:

    a. **患者および家族のクオリティーオブライフ(QOL)が改善される**。いくつかの研究で,双極性障害の患者とその家族のQOLが顕著に低下していることが示されている。双極スペクトラム障害を**早期発見**し,**早期治療**することが,家族の負担を低減させ,患者の生活を高めるのに寄与できる。

    > 自殺のリスクは双極Ⅱ型障害でさらに高い

    b. **自殺のリスクが低減される**。双極Ⅰ型障害と双極Ⅱ型障害はともに,生涯の自殺リスクが高い。双極Ⅱ型障害のほうが,より慢性的なうつ病の経過をたどり,双極Ⅰ型障害と比較してより重篤なうつ病エピソードを伴う可能性が高く,そのため双極Ⅰ型障害と同じように積極的な治療を受ける必要がある。

    > 薬物乱用を併存する割合が極めて高い

    c. **薬物乱用を併存するリスクが低下する**。双極性障害における薬物乱用の併存は,Ⅰ軸疾患の中でもっとも高いものの1つで,治療コンプライアンスの低下を引き起こし治療の大きな障害となる。早期発見と早期治療を行えば,薬物乱用を併存するリスクが軽減される。

2. 双極性うつ病の診断が改善される。双極性障害のうち約60％は，初期にうつ病エピソードを示す。15年間の追跡研究では，大うつ病エピソードで入院した患者の約27％が軽躁病エピソードを呈し，17％が躁病エピソードを生じたことが明らかになっている。BenazziとAkiskal（2003）の研究によれば，「躁病未満の」タイプの双極性障害を考慮に入れると，大うつ病エピソードを示した患者の最大50％が双極Ⅱ型障害である可能性が明らかになっている。単極性障害と双極性障害の間の違いを強調しないことで，臨床家は，あらゆるうつ症状の発現をきわめて慎重に評価して，双極性障害の可能性を配慮するようになる。誤診は，抗うつ薬投与による双極性うつの悪化や躁転につながり，大きな治療上の影響を与える。

3. 双極Ⅱ型障害の治療が改善する。双極Ⅱ型障害は双極Ⅰ型障害の閾値下の疾患あるいは「軽症」版と単純に見なすべきではない。実際，双極Ⅱ型障害は，うつ病エピソードの継続期間は長く，より対人関係や社会・職業領域での著明な機能障害が生じ，QOLが低下する。

> ほとんどの患者が，うつ病相を示す

1.3 疫　学

過去の疫学研究では，米国の双極性障害の生涯有病率は約1.2％であることが示唆されていた（Goodwin & Jamison, 1990）。最近10年間の研究についてまとめた総説では，双極スペクトラム障害の生涯有病率は2.6％から7.8％の範囲で，双極Ⅰ型障害と双極Ⅱ型障害を合わせた生涯有病率は0.3％から7.2％であることが報告されている（Rihmer & Angst, 2005）。過去の報告と比べて生涯有病率が増加しているのは，評価法の改善や診断精度の向上に関心が多くもたれるようになったことを反映している。最近の研究では，エピソード間欠期の閾値下症状への関心の高まりとともにうつ病エピソード間欠期に生じるより短期間（4日未満）の軽躁病エピソードが重視されるようになっている。これらの研究の結果を受けて，将来的には診断基準と分類法が正式に変更される可能性もある。これらの変更は，うつが優勢で間欠的に軽躁があるものから躁が優勢なものまで双極性スペクトラムの概念を広げた最近の動向と一致している（Akiskal, et al., 2000；Judd & Akiskal, 2003）。しかし，現時点では，DSM-Ⅳ-TRに示される疾病分類は，患者をカテゴリー分けするのにいまだ有用と考えられる（Judd et al., 2003）。

> 双極スペクトラム障害の有病率は2.6％ないし7.8％

双極性障害の有病率は他の気分障害より低いが，生活機能障害の主要な要因の1つとされる（Thomas, 2004）。予測された家族や医療プログラム，および産業界の経済的損失は双極性障害においてきわめて大きい。米国でもっともコストのかかる精神障害は双極性障害との主張もある（Peele et al., 2003）。双極性障害が家族や友人に及ぼす心理的負担もきわめて重大である。患者がひき起こす問題に対処するための経済的，心理的負担がきわめて大きく，しばしば耐えられなくなる場合もある。双極性障害の4分の1から2分の1が，少なくとも一度は医学的に重大な結果を招く自殺を企図し，およそ10〜20％が実際に自殺完遂に至っていると推定されている（Post & Altshuler, 2005）。

> 障害や自殺の主な原因

男性より女性の発症率が2倍近い単極性うつ病とは対照的に，双極性うつ病の

有病率は，すべてのサブタイプを合わせるとほぼ同じである。しかし，双極スペクトラムをサブタイプ別にみていくと，うつが多いサブタイプは女性に多く，一方，躁は明らかに女性よりも男性のほうが多い。

平均発症年齢は20歳が多い

50％の患者が20歳未満で診断される

双極性障害の発症は20歳前後で，約50％の患者が20歳未満に初回エピソードを生じる。これは，単極性うつ病の発症年齢より約10年若い。60歳を超えた高齢者の初回発症は稀である。思春期以前や青年期早期の双極性障害の発症も少ないと考えられている。注意欠陥多動性障害（Attention Deficit Hyperactivity Disorder：ADHD）と症状に共通するものがいくつかあるが，双極性障害の診断が適切であることを裏づけるエビデンスが最近，集まってきており，ADHDとは異なる診断カテゴリーであると考えるべきとの議論があるほど明らかな差異が存在する（Tillman et al., 2003）。しかし，青年期以前の躁病は，成人以降の躁病と連続していないことが報告されており，結論を得るにはさらに研究が必要である（Harrington & Myatt, 2003）。気分障害の家族歴のある患者では，初回エピソードがより低年齢で生じ，気分障害の家族歴のない患者と比較して，ストレス因子が少ないことが多い（Rihmer & Angst, 2005）。

うつ病と躁病の症状パターンには文化的要因が影響を及ぼすと考えられてきた。しかし，米国で実施された疫学研究から，白人，ヒスパニック系アメリカ人，アフリカ系アメリカ人で観察される双極性障害の違いは，社会経済的因子の違いによって説明できることが示唆された。環境とエピソードの出現頻度や強度との間には明確な関係はあるが，エピソードとりわけ躁病エピソードがより重篤である場合，失職や低所得，離婚，支援システムの欠如，教育や職業教育を受ける機会の低下につながる。これらのストレスの多い環境と疾病との間の悪循環的な相互作用は，双極Ⅰ型障害の患者では頻繁に認められる。双極Ⅱ型障害患者において軽躁病エピソードは破壊的ではなく，このことが比較的社会経済状態を維持できていることに寄与している（Rihmer & Angst, 2005）。

大うつ病性障害よりも双極性障害は遺伝的要素が強い

家族歴は，気分障害とりわけ双極性障害の発症にもっとも強い影響を与える危険因子の1つである（Merikangas & Low, 2004）。4つのコントロールされた報告から得られた値をもとに計算された双極性障害の近親者の平均リスク比（10.3）は，遺伝的基礎を有する多くの疾病リスク比と同程度である。遺伝的影響が中等度である大うつ病（3.6）と比べてリスク比は3倍近く高い。双生児研究からも，気分障害に遺伝的影響があることを示す有力な知見が得られている。遺伝的影響は単極性障害（.37）では幾分低いが，これと比べて双極性障害（.59）でははるかに高い。双極スペクトラムのサブタイプによる家族性あるいは遺伝性の違いや性差を調べた研究は結果が一貫しておらず，現時点では結論を下すことができない。

1.4 経過ならびに予後

多様な経過で，うつ病エピソードが優勢

サブタイプについては，後の項で詳しく説明するが，双極性障害はサブタイプにより多様な経過をたどる。症状パターンは，うつ病エピソードが主で短期間の軽躁病がまれに生じるものから，慢性的に軽躁でまれに重篤な躁病エピソードが生じるものまで多様である。エピソードの持続期間や発生頻度にもばらつきがあ

り，生涯に1回の躁病エピソードが数週間あるいは数カ月間続くものから，24時間以内に躁，うつを繰り返すものまである。うつ病および躁病エピソードの重症度も，軽症で軽微な機能障害しか生じないものから，重篤で著明な機能障害が生じ，精神病性の特徴を示すものまである。近年，双極性障害についての解明が進み，臨床家や研究者は，双極性障害は明確に異なるサブタイプに分かれるものではなく，軽症から重篤なものまでの1つの連続体であり，さまざまな持続期間のうつ病エピソードが存在すると考えるようになってきている（Akiskal, 2005）。

しかし，現時点では，ほとんどの研究では，DSM-IV-TR に示されたサブタイプの特徴と関係に焦点が当てられている。とりわけ双極Ⅰ型障害と双極Ⅱ型障害に高い関心が寄せられてきた。この2つのサブタイプは，いくつかの類似点と相違点がある。たとえば，10年間の多施設の前向き縦断研究で（Judd et al., 2003），双極Ⅰ型障害と双極Ⅱ型障害の患者は類似した人口統計特性を有することが明らかになった。両サブタイプとも，一般集団と比して薬物乱用の生涯有病率がかなり高く，特に双極Ⅰ型障害では高かった。両サブタイプの約60％がうつ病エピソードで発症し，追跡期間全体を通じて，両サブタイプともうつ病が優勢な病像であった。このような類似点から，2つのサブタイプは関連しており，双極スペクトラムの中の位置が異なるだけと考えられる。

一方，この研究において2つのサブタイプの違いもいくつか観察された。双極Ⅰ型障害の躁病エピソードは双極Ⅱ型障害のものより重篤であり，積極的な治療を行うために入院することがより多かった。双極Ⅰ型障害は双極Ⅱ型障害と比べて精神病性の特徴を示す場合が多かった。登録エピソード中に何らかの精神病性の症状を経験した双極Ⅱ型障害は約18％であった。予想に反して，双極Ⅰ型障害と比較して双極Ⅱ型障害では，エピソードの持続期間が長く，エピソードを高頻度に経験し，エピソード後に病前のレベルまで回復する可能性が少ないことが明らかになった。双極Ⅱ型障害では，不安障害が併存している頻度が高いのに対し，双極Ⅰ型障害の不安障害の併存率は一般集団と同程度であった。エピソード間欠期の寛解期間（躁症状やうつ症状がほぼない期間）は，双極Ⅱ型障害のほうが双極Ⅰ型障害よりも短かった。

以上をまとめると，双極Ⅱ型障害は双極Ⅰ型障害と比較して，より慢性的な経過をたどり，うつ病エピソードの出現率の高い障害と考えることができる。これは治療の違いによる人為的な産物の可能性，すなわち双極Ⅰ型障害は双極Ⅱ型障害と比較してエピソードの間欠期にも治療を受ける場合が多いことも指摘されている（Judd et al., 2003）。

一般に，双極性障害は生涯にわたってエピソードを再発する。American Psychiatric Association（APA）ガイドラインに示されているような薬物療法を行っても，感情の高まりが生じ，しばしば日常生活上の機能に障害を生じる。治療を行わなければ，機能は大きく障害され，友人や家族，経済基盤を失うといった悲惨な結果を招く。また，Stanley Foundation Bipolar Network の知見から，双極性障害に高い割合で他の疾病が併存することが，予後をさらに悪くすることが示唆されている（Post et al., 2003）。この多施設治療プログラムでは，気分障害やその他の併存疾患に対処するため，積極的で柔軟性の高い薬物療法戦略を採用した。研究者たちは，NIMH-Life Chart Methodology（Denticoff et al., 2000）を用いて，治

> 双極Ⅱ型障害では，うつ病エピソードの有病率が高く，自殺のリスクが高い

> 併存疾患があると予後は不良

療中の患者 600 例以上を 30 カ月以上追跡した。その結果から，双極性障害の外来患者の3分の2が，疾病の影響を受け続けていることがわかった。抗うつ薬の投与を受けていた患者 549 例の内，2カ月間状態が良好と判定された患者はわずか15％に過ぎなかった。残りの患者は，改善していないか，躁病エピソードに切り替わった。一部の患者はこの「先進的な治療法」で改善したが，これらの結果はいまだ治療に改善の余地があることを示している。さらに，現在，実地の医療でなされているように，薬物療法は不可欠であるが，症状を完全になくす，あるいは長期にわたって機能の著明な改善を維持するには不十分であることを，これらの知見は示唆している。日常生活の問題に対処できるように患者を支援できるようにデザインされた心理療法を追加することで，この経過を改善できる可能性がある。

薬物療法のみでは，しばしば不十分

1.5 鑑別診断

　この項の目的は，双極Ⅰ型障害と双極Ⅱ型障害を，大うつ病，精神病性障害，薬物誘発性気分障害，一般身体疾患が原因の気分障害，境界性パーソナリティ障害，注意欠陥多動性障害，行為障害と鑑別するための実際的なアドバイスを臨床家や治療者に示すことである。参照しやすくするため，診断の疾病名を示した後に以下の記述を行うことにする：
a）両者に共通する徴候／症状／症候群／特徴
b）2つの疾病で異なる特徴
　この項では，双極性障害を他の類似の症状パターンをもった疾患と鑑別するための基準，主な徴候と症状，家族歴と既往歴，その他の要因について重点的に示す。双極性障害の患者には併存疾患が多いため，鑑別診断は比較的困難である。最近の総説によると，双極性障害の約3分の2は，生涯にわたる2つめのⅠ軸障害をもつことが示唆されている。

1.5.1 双極Ⅰ型，Ⅱ型障害と大うつ病の鑑別診断

　大うつ病（Major Depressive Disorder：MDD）は容易に特定でき，双極Ⅰ型障害や双極Ⅱ型障害（BDⅠ，BDⅡ）と容易に判別できるように思うかもしれないが，この鑑別を誤ると不適切な治療によりBDⅠ，BDⅡの患者にきわめて重篤で重大な問題をもたらす。うつ病エピソード中のBDⅠ，BDⅡの患者に抗うつ薬を，気分安定薬を併用せずに処方すると，躁病あるいは軽躁病を誘発するリスクが大きくなるという点で，治療上の鑑別診断の意義はきわめて大きい。表5にMDDとBDⅠ，BDⅡの鑑別に役立ついくつかの共通点と鑑別点を列挙する。
　ほとんどのBDⅠ，BDⅡ患者は，うつ病エピソードで初発し，躁病エピソード，混合性エピソード，あるいは軽躁病エピソードの間に長期間のうつ病エピソードを経験する。さまざまな理由から，現在うつ病エピソードの患者は，躁病と軽躁病の既往歴を報告しない可能性が高い。慎重な病歴聴取と，家族や関係者からの

> **表5** 双極Ⅰ型，Ⅱ型障害（BDⅠ，BDⅡ）と大うつ病（MDD）の鑑別診断
>
> A．2つの疾患で異なる特性
> - 早期の発症年齢（BD > MDD）
> - より急性発症（BD > MDD）
> - より頻回のエピソード（BD > MDD）
> - 精神病性の特徴（BD > MDD）
> - 精神運動性制止，焦燥，過剰睡眠などの非定型像（BD > MDD）
> - 自殺企図の既往歴（BD > MDD）
> - 躁病性エピソードの家族歴（BD > MDD）
> - 他の精神病性障害の家族歴（BD > MDD）
> - 物質乱用の併存（BD > MDD）

鑑別診断：双極Ⅰ型障害 vs. 大うつ病

情報提供が，適切な診断を行うためのキーポイントとなる。気分障害は慢性で周期性の経過をとるため，横断的ではなく縦断的なアセスメントがきわめて有用である。情報収集のための優れた補助的方法がライフチャート法（Life Chart Methodology：LCM）である（Denticoff et al., 2000）。これは，標準化されたデータ収集の手段で，問診の際に，患者や家族／関係者が，入院や人生の重大な出来事，薬剤使用など，エピソードの生涯パターンを明らかにするのに役立つ。1回だけでなく，時間をあけて複数回，患者や関係者と面接を行うと，評価の特異度にはほとんど影響せず，感度が高まる。治療を行う過程で，患者は，気分チャート（付録4参照）に毎日記入し，気分やその他の関連症状（易怒性，不安，睡眠，活動レベルなど）を追跡することもできる。ライフチャートならびに気分チャートは，周期性の気分障害のタイプの鑑別診断が疑わしい場合に貴重な手段となる。患者が生命の危機を招くような状態になければ，初回問診前にライフチャートの簡略版を郵送して患者あるいは家族／関係者が記入する方法もとることができる（患者と家族が気分チャートを使うことについては，第4章 治療を参照）。

1.5.2 双極Ⅰ型障害と双極Ⅱ型障害の鑑別診断

BDⅠとBDⅡの鑑別診断は，患者が現在躁病エピソードあるいは軽躁病エピソードにあれば，比較的容易である。躁病エピソードにおいては顕著な障害や精神病性の特徴が生じている可能性が高い。しかし，患者はうつ病エピソードで受診することがしばしばあり，躁病／軽躁病に関する情報は，患者自身による言明やその他の情報（家族や関係者からの情報，入院記録，これまでの診療記録など）から得なければならない。表6にBDⅠとBDⅡに共通する特性と，2つの疾患で明確に異なる特性をまとめる。

鑑別診断：双極Ⅰ型障害 vs. 双極Ⅱ型障害

表6　双極Ⅰ型障害（BDⅠ）と双極Ⅱ型障害（BDⅡ）の鑑別診断

A. 共通する徴候と症状
- 前述のDSM-Ⅳ-TRの表を参照

B. 双極Ⅰ型障害と双極Ⅱ型障害を判別する特徴
- 現在および過去のエピソードの持続時間（BDⅡでは4日間，BDⅠでは7日間）
- 現在および過去のエピソードの重症度，特に入院や精神病性の特徴（BDⅠ＞BDⅡ）
- エピソード中の顕著な機能障害（BDⅠ＞BDⅡ）
- エピソード間欠期に病前の機能まで回復する可能性（BDⅡ＞BDⅠ）
- 循環気質（BDⅡ＞BDⅠ）
- 大うつ病および小うつ病エピソードの慢性化（BDⅡ＞BDⅠ）
- 不安障害の併存（BDⅡ＞BDⅠ）
- 重症度の軽いエピソードの長期間の持続（BDⅡ＞BDⅠ）
- 自殺の危険度（BDⅡ＞BDⅠ）(Serretti, 2002)
- うつ病エピソード中の精神運動性制止，過眠，体重増加の程度（BDⅡ＞BDⅠ）(Serretti, 2002)

1.5.3　双極Ⅰ型障害と精神病性障害（失調感情障害，統合失調症，妄想性障害）の鑑別診断

表7に示すように，BDⅠ患者と精神病性障害（Psychotic Disorder：PD）患者はともに，誇大的ならびに（あるいは）被害的な妄想をもつことがあり，思考障害がうかがわれる極端に解体された思考や連合弛緩が生じることもある。ともに興奮しやすく，強い易怒性があり，緊張性昏迷（カタトニー）を示す場合がある。しかし，2つの診断カテゴリーにはいくつかの判別に役立つ特徴がある。たとえば，BDⅠ患者はPD患者と比較して，気分に関連した症状を有する可能性が高い。エピソード間欠期には，BDⅠ患者では，PD患者と比較して，重篤な気分障害がなく，精神病症状を示す可能性は低い。BDⅠ患者は，一般にPD患者と比較して病前の機能レベルが高く，PD患者よりも急激にエピソードが再発する可能性が高く，エピソード間欠期に病前のレベルに戻る可能性が高い。BDⅠ患者では，BDⅠもしくはBDⅡに罹患している血縁者がいる可能性が高い。これらの異なる特徴が存在することから，慎重に病歴を聴取し，長期にわたって症状変化を評価することにより，これらの診断カテゴリーを判別することが容易になる。

鑑別診断：双極Ⅰ型障害 vs. 精神病性障害

表7　双極Ⅰ型障害（BDⅠ）と精神病性障害（PD）（失調感情障害，統合失調症，妄想性障害）の鑑別診断

A. 共通の徴候と症状
- 誇大もしくは被害的な妄想と幻覚
- 思考解体－思考障害（躁病に特徴的な思考の加速から，連合弛緩や思考が解体したようにみえる場合がある）
- 易怒性
- 焦燥
- 緊張病症状

B. 双極Ⅰ型障害と精神病性障害を判別する特徴
- エピソード期間中の，顕著な情動，気分に関連した症状（BDⅠ＞PD）
- エピソード期間中に，顕著な気分症状がないのに精神病性症状が持続（PD＞BDⅠ）
- 第1親等親族に双極性障害の家族歴（BDⅠ＞PD）

表7 （続き）
●病前の機能レベルが高い（BDⅠ＞PD） ●エピソード間欠期に病前のレベルへ回復する可能性（BD＞PD） ●ひどく解体した行動（PD＞BDⅠ） ●潜伏性発症の可能性（PD＞BDⅠ）

1.5.4 双極性障害（現エピソード，躁病，もしくは混合型）と物質誘発性気分障害の鑑別診断

2つの診断カテゴリーにはともにいくつかの躁病様症状を共通してもっているが，表8に示したように，物質誘発性気分障害は，アルコールならびにアンフェタミンや幻覚誘発剤，吸入剤あるいは抗不安薬などの他の薬物による**中毒**の場合にのみ生じるか，アルコールその他の薬物の使用を中止してから1カ月以内に気分障害が生じる。

表8 双極性障害（現在躁病もしくは混合型エピソード）と物質誘発性気分障害の鑑別診断
A．共通する徴候と症状 　両疾患は，気分の高揚，焦燥，開放性などの**躁病**のDSM-IV-TR基準Bに列挙された多くの共通した症状をもつ。**混合性エピソード**については，抑うつ気分，ほぼすべての活動に対する興味や喜びが著明に減退することを含む，**大うつ病エピソード**と**躁病エピソード**に特徴的な症状の組み合わせを共通して有する場合がある。 B．双極Ⅰ型障害と物質誘発性気分障害を鑑別する特性 　**物質中毒中に発症**：気分障害は，アルコールやアンフェタミン，コカイン，幻覚誘発剤，吸入剤，フェニルサイクリン，鎮静薬，催眠薬，その他の抗不安薬；あるいは不明の物質による**中毒**に関係してのみ生じる。 　**退薬中に発症**：気分障害はアルコールやアンフェタミン，コカイン，幻覚誘発剤，吸入剤，フェニルサイクリン，鎮静薬，催眠薬，その他の抗不安薬；あるいは不明の物質を**退薬後1カ月以内**に生じる。

鑑別診断：双極Ⅰ型障害 vs. 物質誘発性気分障害

1.5.5 双極Ⅰ型障害，双極Ⅱ型障害と境界性パーソナリティ障害の鑑別診断

境界性パーソナリティ障害（Borderline Personality Disorder：BPD）とBDⅠもしくはBDⅡはともに，情動の不安定性（情動制御の困難），衝動性，およびうつ症状の持続で特徴づけられている。特に急速交代型（12カ月に4回以上の気分エピソード）の双極性障害の患者は，BPDであるとの不適切な過剰診断を受ける可能性がある。BPDの診断基準は，衝動性，強い怒り（主に躁病相），気分反応性および自殺念慮（主にうつ病相）などの症状に関して，気分障害の診断基準と重なっているので，臨床家は急性エピソード中に鑑別診断は避けるべきである。すべてのパーソナリティ障害と同様，BPDは持続的な行動パターンを示し，典型的には青年期あるいは成人初期に発症し，長い経過を示す。

1.5.6 双極Ⅰ型障害，双極Ⅱ型障害と注意欠陥多動性障害の鑑別診断

最近の総説で，KentとCraddock（2003）は活動性亢進を伴う**注意欠陥多動性障害**（ADHD）とBDのDSM-Ⅳ-TRとICD-10における重複する基準について比較し，活動性，転導性，衝動性に関して大きな重なりがあることを報告した。疾病の鑑別に活用できる重なり合いのない項目は，典型的には**不注意**や気分に関連した症状である。たとえば，BDⅠやBDⅡの患者では，自尊心が肥大し，誇大的になっている。また通常，睡眠の必要性が低下し，観念は奔逸し，日常的な出来事に注意を払うことを軽視するようになる。一方ADHDの患者では，誇大的になることはなく不注意になり，優先度の高い課題に対しても注意を維持することが困難である。

1.5.7 双極Ⅰ型障害，双極Ⅱ型障害と反社会性パーソナリティ障害の鑑別診断

躁病エピソードにおいて，快楽追求行動（ギャンブル，性的無分別など）に過剰に関わる場合があり，無謀でばかげた行動をとり，家族や関係者の間でトラブルを生じることがある。躁病エピソード期間中にのみ生じる反社会的行動を，**反社会性パーソナリティ障害**と診断すべきでない。反社会性パーソナリティ障害を特徴づける良心の呵責の欠如や無関心は，BDⅠやBDⅡの患者が躁病エピソード終了後に通常経験する極端な後悔や罪責感，良心の呵責とは対比的である。

1.6 併存症

不安障害，薬物乱用，パーソナリティ障害の併存疾患の罹患率が高い

双極性障害に他の疾患が併存するのは，例外的ではなくむしろ一般的である。最近の報告（McIntyre et al., 2004）で「双極性障害は，単一の障害として存在するよりも，他の生涯にわたるⅠ軸の精神障害が併存している可能性が2倍以上高い」（p.370）ことが明らかにされている。双極性障害の患者は一般集団と比較して不安障害を生じる可能性が35倍高く，生涯有病率は65%～90%とされる。精神障害の中で双極性障害は，物質乱用の有病率がもっとも高い。ある大規模な調査研究で，双極性障害の60%がアルコール依存で，40%が薬物依存であることが報告されている（Kessler, 1999）。McIntyreら（2004）は，双極性障害のパーソナリティ障害の生涯有病率は29%～48%と報告し，特に強迫性，境界型，自己愛性，回避性などのパーソナリティ障害が多いことを明らかにしている。内分泌疾患や心血管系疾患，呼吸器疾患，消化器疾患，泌尿生殖器疾患など死亡に寄与することの多い他の医学疾患が，双極性障害では一般集団と比較して1～5倍の高頻度で生じる。糖尿病の罹患率は一般集団で約3%であるのに対し，双極性障害では約10%が糖尿病に罹患していた。心血管系疾患が原因の死亡は，一般集団と比較して双極性障害では2倍の高頻度で生じていた。危険因子として肥満と体重過多が寄与したと考えられた。McIntyreらは複数の報告をまとめて，31%～35%の双極性障害に体重増加を，25%～34%が肥満であることを明らかにしてい

内科的併存症：糖尿病，肥満，過体重

る。併存症の存在は，治療上，大きな意味をもち，疾病の経過を複雑にするため，治療ターゲットに含めて考えなければならない。すなわち，双極性障害が多元的であるため，治療プログラムの実施に際しては，内科やその他の専門家との密接な協力関係を構築することが重要である。

1.7 診断手順ならびに記録

この項では，(a) 双極性障害の重症度を判断する。ならびに (b) 双極性障害の経過や治療を記録するための客観的検査法，診断基準，診断手順についてまとめる。

双極性障害の診断を確定する検査は確立されていない。したがって，先述したように臨床医はうつ病エピソードを呈している患者において，躁病エピソードや軽躁病エピソードの存在について慎重にスクリーニングしなければならない。I軸障害のためのDSM-IV構造化面接（DSM-IV Structured Clinical Interview：SCID）などの高度で複雑な研究ベースの評価プロトコルは，日常診療や外来診療で使えるレベルにはない。しかし，双極性障害の簡便で有用なスクリーニング検査やチェックリストもいくつか存在する。

1.7.1 双極性障害の評価に役立つツール：躁病

NIMHライフチャート法（The NIMH Life Chart Method：NIMH-LCM）

> 診断ツール：NIMHライフチャート

ライフチャート法は，患者と治療者が，エピソードや入院，人生の重大な出来事，薬物に対する反応性などの疾病の経過を振り返る（あるいは将来を予想する）ことに役立つグラフィックツールである。縦断的評価は，横断的アプローチよりも診断にはより有効である。ライフチャートは，縦断的データを患者と治療者にとって容易にアクセス可能な単純化されたグラフで把握するため，理想的な手段である。過去のエピソードにおいて，薬物の役割，薬物に対する反応性，治療コンプライアンスなどについての重要な洞察が得ることができる。典型的には，ライフチャートには，躁病とうつ病の全てのエピソードを含み，3段階——軽度（機能障害なし），中等度（明確な機能障害がある），重度（機能障害があり入院）——で評価する。このライフチャートの簡略化したものを，評価の一部として患者に渡すことが可能で，患者が経過を思い出す助けになる。多くの臨床医が，治療コンプライアンス（compliance；遵守）や協力関係を高め，患者の積極的な参加に役立つという理由から，実際の臨床で評価や治療ツールとしてライフチャートを日常的に使用している（ライフチャートは http://www.bipolarnews.org から入手できる）。

NIMH助成を受けた5年間の双極性障害に関する多施設調査研究プログラムSystematic Treatment Enhancement Program for Bipolar Disorder（STEP-BD）において，臨床評価を向上させ，双極性障害診断の信頼性を高めるため，標準化した記録様式が開発された。これらの様式は，双極性障害の標準化した評価を開発す

るための優れた参照基準となっている。

STEP-BD 感情障害評価
(STEP-BD Affective Disorders Evaluation：ADE)

> **STEPプログラム由来の診断ツール**

　Affective Disorders Evaluation（ADE）は，STEP-BDで開発された最初の標準化された臨床評価方式である。ADEは初期臨床評価として用いることができるが，ADEを全面的に活用することは，多くのクリニックや外来診療では非実用的と思われる。

STEP-BD 待合室自己記入臨床評価用紙
(STEP-BD Waiting Room Self-Monitoring and Clinical Monitoring Form：CMF)

　STEP-BDプログラムでは，臨床上の経過を自己評価および臨床医の観察により記録する標準化した様式も開発した。この様式とADEはhttp://www.manicdepressive.orgに使用説明書とともに掲載されており利用できる。

　さらに，Sachs（2004）は「Bipolarity Index」を発表した。これは，エピソード特性の同定，発症年齢，疾病経過，治療応答や家族歴などについて，もっとも特徴的な双極Ⅰ型障害の特性に一致する程度を評価するスコアで，双極性障害の診断の信頼性について評価するものである。これは初回臨床評価で行うべき重要な要因を判定するために使える。表9に双極Ⅰ型障害に関連が深いものを，Sachs（2004）の表3を改変して示す。

> **Sachsが開発した"Bipolarity Index"**

表9　双極Ⅰ型障害の「もっとも確実な」特徴（Sachs, 2004）

- エピソード特性：急性の躁病性あるいは混合性エピソードで，多幸感，誇大性，開放性が顕著（内科的病因が認められない）
- 初めてのエピソード：15〜19歳
- 疾病経過：明確に区別できる躁病エピソードが再発し，完全回復する
- 治療に対する反応性：気分安定薬を投与すると，4週間以内に完全回復する
- 家族歴：少なくとも第1親等親族の1人が双極性障害

気分障害質問紙（Mood Disorder Questionnaire：MDQ）

> **気分障害質問紙——重要なスクリーニングツール**

　双極性障害の初回スクリーニングで用いるMood Disorder Questionnaire（Hirschfeld et al., 2000）は，1ページの簡単な自己記入用紙で，外来クリニックでの待合室や診療の際に患者自身に記入させることが可能である。MDQは双極性障害評価のゴールドスタンダードであるDSM-Ⅳ Structured Clinical Interview（SCID）と比較し，十分な感度.73（有病正診率；10例のうち7例の患者が正しく特定できる）ときわめて良好な特異度.90（無病正診率；10例のうち9例を罹患していないと正確にスクリーニングできる）が得られている。MDQはDepression and Bipolar Support Alliance（http://www.dbsalliance.com）から入手できる。

ヤング躁病評価尺度（Young Mania Rating Scale：YMRS）

> **躁病／軽躁病のアセスメント法**

　躁病の特異的な重症度と治療転帰の評価には，臨床医が評価するYoung Mania

Rating Scale（YMRS）（Young et al., 1978）が高い信頼性と妥当性を有している。YMRS は，十分な評価者間信頼性を得るには相当なトレーニングが必要であること，実施に長い場合は 30 分かかることから，外来クリニックや一般診療での第 1 選択とはならない。残念ながら，外来で躁病を評価する妥当性の高い信頼できる検査用紙はあまりない。負担の少ない躁病の自記式質問紙は，外来集団で十分な信頼性を得ることがいまだ確認されていない。

臨床全般印象尺度－双極性障害版
(Clinical Global Impressions Scale—Bipolar Version：CGI-BP)

CGI-Bipolar Version（Spearing et al., 1997）は，双極性障害のために開発された Clinical Global Impressions Scale の 1 つのバージョンであり，症状の総合的な重症度を評価する。双極性障害の治療アウトカムを判定するために臨床試験で広く用いられている。

アルトマン躁病自己評価尺度
(Altman Self-Rating Scale for Mania：ASRM)

Altman Self-Rating Scale for Mania（ASRM）（Altman et al., 1997）はきわめてシンプルな 5 項目の自記式評価スケールで容易に実施できる。入院患者を対象として十分な信頼性と妥当性が実証されており，臨床的な状態変化の感度が高い。ASRM はカットオフ値を 6 以上とすると，感度（有病正診率）85.5%（85.5% の躁病患者を適切に検出できる）で，特異度（無病正診率）は 87.5%（100 例中 87 例の躁病に罹患していない患者を正確に特定できる）であった。急性躁病のシンプルで有用なスクリーニング検査であり，簡便な重症度の測定法である。残念ながら，外来患者での使用については十分に検証されていない。

1.7.2　双極性障害の評価に役立つツール：うつ病

双極性障害において，うつ病エピソードも重要な治療ターゲットなので，うつ病の重症度を評価する検査についても説明を加える。うつ病のスクリーニング，うつ病の重症度の測定，およびうつ病の転帰を追跡するための，良好な信頼性が実証された自記式検査や臨床医が実施する他覚的検査がいくつかある。

うつ病のアセスメント手段

ハミルトンうつ病評価尺度
(Hamilton Rating Scale for Depression：HAM-D)

HAM-D（Williams, 1988）は臨床医が評価するスケールで，うつ病の重症度を調べるゴールドスタンダードと考えられている。HAM-D には，全般的な気分，身体症状，不眠，興味や喜びの消失，罪責感，精神運動性制止，焦燥，不安を含むうつ病の重要な症状を評価する項目が含まれている。HAM-D は高い妥当性と信頼性が確かめられており，治療反応性といった臨床的変化に鋭敏である。HAM-D を実際の臨床場面で使う際の重大な欠点は，トレーニングが必要なことと，重症度の高い患者では，実施に 30 分以上の時間が必要なことである。

ベック抑うつ評価尺度（Beck Depression Inventory：BDI－Ⅱ）

双極性障害でのうつ病の重症度を評価するのに，BDIから改訂されたBDI－Ⅱ（Beck & Garbin, 1988）が広く使われる。紙と鉛筆があれば実施できるシンプルな自記式質問紙で，待合室でも通常5～7分あれば記入できる。BDI－Ⅱはうつ病の総合的レベルを示す信頼性の高い指標であり，状態変化に対して感度が高い。BDI－Ⅱには絶望や自殺念慮／企図に関する項目も含まれ，項目2（悲観）と項目9（自殺念慮／企図）は総合的な自殺リスクの有用な指標となっている。いずれかの項目が3～4点であれば，現在の自殺念慮や企図についてさらに詳しく調べ，マネジメントプランを作成する必要がある。

自己記入式抑うつ症状尺度
(Inventory of Depressive Symptomatology Self Report Version：IDS-SR)

IDS-SR（Rush et al., 1996）は28項目の自記式の質問票であり，外来患者および入院患者のうつ症状を測定するようデザインされている。実施時間は約15分である。IDS-SRは信頼性や内的妥当性が高く，BDIやHAM-Dなどのうつ病に関する他の標準化された検査と高い相関が得られている。Rushら（1985）はIDS-SRについて以下の指針を提示している——39以上はきわめて重篤なうつ，30～38は中等度ないし重度のうつ状態，22～29は軽度のうつ状態，13以下は正常な気分の範囲としている。

1.7.3 病歴を十分に聴取すること

> 縦断的アセスメントの重要性

双極性障害を特定し，うつ病性障害を鑑別するために，患者の既往歴や家族歴が決定的な役割を果たす。1回の問診だけでは，確定診断に至る信頼度が高くないため，理想的には複数回の問診によって縦断的経過を把握する。縦断的経過を得るために，家族や関係者から情報を得る。過去のエピソードの回顧は現在の気分の影響を受けるため，その時の気分によっては，これまでの経過について適切に話すことは困難な場合がある。

DSM-Ⅳ-TRでは，診断に現在の徴候や症状を重要視しているが，信頼性の高い診断を行うためにはこれまでの病歴や縦断的経過が必要である。GoodwinとJamison（1990）はこう述べている——「診断に際しては，理想的には臨床医は現在の徴候と症状を評価し，これまでの病歴や治療反応性，および家族歴を総合して判断する」（p.89）。

臨床スケッチ

軽躁／躁病エピソードに特徴的な不眠と過活動性の期間を特定

治療者：数日間，いつもよりもかなり睡眠時間が少なくても良い時期がありましたか？
患者　：睡眠の必要性，それとも睡眠への願望でしょうか？
治療者：はい。あまり疲れを感じておらず，睡眠する必要がないと感じられておられたという意味です。
患者　：最近はありませんが，この数カ月でならあります。
治療者：そのような状態が1週間以上続いたのでしょうか？
患者　：およそ1週間でした。よく眠れませんでした。（軽躁病あるいは躁病エピソードを示唆）
治療者：そうですか。寝つけないことや眠れないことと，眠る必要がないと感じられたこととは違いがあります。
患者　：そのころは，眠れないことがとても困っていました。
治療者：その間，精神的にとてもエネルギッシュでしたか？
患者　：いいえ。
治療者：いつもより気分が高揚し，興奮しやすいような状態が長期間続いたことがありますか？
患者　：いいえ。

これにより，軽躁病エピソードの重要な症状（気分の高揚や焦燥感，不眠を経験）の存在が除外された。睡眠時間の減少を伴わずに軽躁病エピソードが生じることは経験的に稀である。次第に睡眠時間が短くなることが，軽躁の前駆症状で，リスクの優れた指標の1つである。

> 臨床スケッチ：軽躁エピソードの特定

表10　BD I および BD II の評価：病歴を十分に聴取するための原則

- 複数回の問診を行い，可能であれば家族／関係者を含める（Goodwin & Jamison, 1990）
- 第1親等の家族歴を精査する──躁病と軽躁病エピソードについて具体的に質問する
- 入院に至ったあるいは社会機能や職業機能に重大な障害をもたらしたエピソードがあれば精査する──極端あるいは重篤な気分高揚を認めたエピソードについて尋ねる
- 自殺についての評価を必ず行う。双極性障害の自殺の生涯リスクはきわめて高い
- 横断的評価のみでは双極性障害を十分に評価できないため，うつ病エピソードが生じている場合には病歴を慎重に評価する
- 患者あるいは家族にライフチャートに記入してもらう。これにより，急性エピソードや入院日，人生の重大な出来事，治療歴についての情報が得られる（Post et al., 1988）
- 入院や長期の外来治療についてはこれまでの医療記録を収集する

> 病歴を十分に聴取するための要素

* American Psychiatric Association: Quick Reference to the Diagnostic Criteria from DSM-IV-TR（高橋三郎・大野　裕・染谷俊幸訳：DSM-IV-TR　精神疾患の分類と診断の手引　新訂版，医学書院，2003）

2 双極性障害の理論とモデル

　この項では，臨床家が双極性障害を理解し，治療の枠組みの中で患者の治療動機を高めるための効果的な説明を行える最新の有用な研究結果についてレビューする。ここで示すモデルと理論は，実際の症例と密接に結びついており，症例の概念化に有用である。

　以下の疾病の理論モデルを検討し，臨床家が担当患者をさまざまな観点から検証し分析できるようにする：

1．生物学に基づく双極性障害モデル
2．一般的な心理教育ならびに疾病管理戦略
3．対人・社会リズム仮説——社会リズムの乱れが双極性エピソードの引き金になる
4．家族ベースの治療アプローチ
5．認知行動療法によるアプローチ

　双極性障害の多くの理論やモデルには大きな重なりがあり，疾病に対する理論に違いがあっても，多くのモデルが共通した治療介入をとっている。現段階では，臨床家がこれらのさまざまなモデルから適切なものを実証的に選択するには十分な知見が得られていない。

2.1　生物学に基づく双極性障害モデル

生物学に基づく双極性障害のモデル

　過去30年間，多くの基礎研究や臨床研究が集積され，双極性障害発症の生物学的機序についての有力な知見が得られている。たとえば，気分の周期的な揺れを引き起こす遺伝的要因が存在し，それが環境的なストレス因に反応し，双極性障害の症状を誘発するという知見が明らかになっている。指導的な立場の精神医学の研究者は，この疾病を「運動，気分，認知，身体，神経生理，および神経化学的なもので明確に定義される重篤な脳障害である」との見解を示している（Post & Altshuler, 2005, p.1662）。しかし，その詳細な機序を示した精密なモデルはいまだ確立されていない。

　これまでのさまざまな薬物療法の研究をふりかえると，この理由をある程度理解することができる。薬物療法の効果はばらつきが大きく，このばらつきはいまだ明らかになっていない個人差によるものと考えられる。異なる研究でみられる効果のばらつきを明確に説明するには，詳細なパラメトリック分析が待たれる。異なる神経化学系に影響を及ぼす薬物が類似の効果をもっている一方で，同じ神

経化学系に異なる方法で影響を及ぼす薬物（たとえば，再取り込み阻害薬と酵素阻害薬）が，まったく異なる作用をする場合もある。これらの知見は，すべての症例に有効な薬物は存在しないことを示唆する。長期の気分安定化作用をもつ最も標準的な気分安定薬であるリチウムであっても，寛解率は50％未満である。

この複雑な疾患を治療する難しさが広く認められており，治療ガイドラインを策定したコンセンサスグループは，単剤治療の価値をあまり認めていない（International Consensus Group on Bipolar Ⅰ Depression Treatment Guidelines, 2004；Post & Altschuler, 2005 参照）。このような異なるクラスの薬物（たとえば，抗うつ薬，抗けいれん薬，抗精神病薬，気分安定薬）を用いた複合的な治療のため，双極性障害の生理的あるいは解剖的要因を示す特異性の高いモデル構築が困難になっている。おそらく，これまでの研究から観察されるもっとも一貫性の高いモデルはアミン仮説によるもので，この神経伝達物質の過剰が躁病に，一方，これらの神経伝達物質の低下がうつ病に関連することが提唱されている。しかし，このモデルに基づいた治療法が，双極性障害の再燃・再発予防に有効であることはまだ実証されていない。

さまざまな幅広い薬物治療経路が存在することから，双極性障害の一連の症状は，さまざまな経路が関与するいまだ特定されていない最終の共通経路と考えることができる。これらの結論は，双極性障害に対する生物学的アプローチの重要性を減じるものではなく，むしろ，現在のエピソードの治療や将来のエピソードの予防にもっとも役立つ薬物の組み合わせを発見することが，臨床医にとって重要な課題であることを示している。

2.2 一般心理教育ならびに疾患管理戦略

双極性障害の心理教育的な治療モデルでは，精神障害に対して素因（先天的な疾患へのかかりやすさ）とストレス（環境因子）が組み合わさっていることを強調している。すなわち，このモデルでは，生得的にもっている生物学的な遺伝要因にストレスに対する脆弱性が加わることが，エピソードの形成に重要な役割を果たしていると考える。周期的でエピソード的な特性を有する重篤な慢性の精神障害（精神病性障害と気分障害）においては，疾患の増悪や新たなエピソードに関係すると思われる危険因子や防御因子を同定することが重要である。実際，これらの疾患に対するほとんどの心理社会的な治療アプローチは，素因－ストレスモデルに基づいて提案されている。純粋に生物学的なアプローチのみでは，糖尿病などの内科疾患で行われる患者の完全な自己管理戦略も可能でない。

どのような治療アプローチにも，心理教育は含まれる。表11に心理教育プログラムの重要な要素，すなわち治療に組み込むべき効果的な戦略についての経験的な知見を示している。しかし心理教育だけで服薬コンプライアンスの向上や入院の減少などの重要な治療アウトカムを実際に改善させるかはわかっていない。すなわち，心理教育により疾病とその治療法に対する患者の知識を高めることは，より特異性の高い戦略と組み合わせない限り，効果は少ないと考えられている（Mueser et al., 2002）。

心理教育アプローチ

双極性障害の素因――ストレスモデル

効果的な心理教育プログラムの主な要素

表11　効果的な心理教育プログラムの主な要素

- 患者/家族が治療を受け入れる準備ができていることを認識しアプローチを適切に修正する。たとえば患者や家族が懸念していることに見合った情報の提供など
- 協同的アプローチを強調し，患者や家族が治療に積極的に参加するように援助する
- 治療の妨げとなっている具体的な信念や懸念に焦点をあて，日常の遵守性についての具体的な行動戦略を育成することで，服薬コンプライアンスを高める
- 患者が活動や睡眠レベルをモニターするのを支援し，規則正しい生活を奨励する
- 患者が以下のような効果的なセルフマネジメントスキルを育てるのを援助する：
  ・ストレス因子の有効なマネジメント
  ・新たなエピソードの警戒サインを見つける
  ・コーピングスキルの育成
  ・再発対処プランの作成

　統合失調症と双極性障害を含む重篤な精神障害の心理教育についての包括的レビューの中で，Mueserら（2002）は，さまざまな治療方法を評価した40報の無作為化対照臨床試験を分析し，「疾患管理」すなわち「精神障害の治療において患者が専門家と協力して対処し，再発しやすさを減らし，症状に対してより効果的なコーピングを可能にするようデザインされた専門家による介入」（p.1273）と定義される戦略が，治療アウトカムを改善させるのに有効であることを示した。Mueserら（2002）は，特に5種類のアプローチ，すなわち多面的な心理教育，薬物療法に焦点化したプログラム，再発予防，コーピングスキルトレーニング，および精神病症状に対する認知行動療法についてまとめた。

　このレビューの中で，臨床医にとって重要な知見は，情報提供のみを主眼にした心理教育だけでは，治療アウトカムがかならずしも改善されなかったことである。すなわち，薬物，副作用，副作用に対する対処法について情報を提供し，薬物についての患者の知識を高めるようにした心理教育プログラムでは，薬物の遵守性は変わらなかった。

効果的な服薬コンプライアンス

　服薬コンプライアンスを改善させる有効な戦略には2つの重要なコンポーネントが含まれる：（1）行動上の調節は，薬物の服用を日常生活に組み入れるための具体的な戦略を示す。（2）動機づけ面接は服薬に関する懸念に焦点を絞った面接である。再燃予防，コーピングスキルトレーニング，精神病症状の認知行動療法などに焦点化した心理教育は，すべて有効であることがわかった。

　双極性障害に心理教育的アプローチを適用する理由は，この疾患が，慢性的なエピソード性の疾患であり，新たなエピソードはストレスの高い環境的な出来事と関連しているためである（Johnson & Leahy, 2004）。疾患管理の成功には，薬物療法を含む継続的な治療の必要性を認識することが必要である。すなわち，薬物療法は患者の状態が比較的良好であったとしても，望ましくない不快な副作用を伴うこともあり，感覚的に受け入れにくいものである。第2の理由は，ストレス因子を特定し，コーピングスキルを育成することで，将来のエピソードを軽減させることができる。

　Colomら（2003）による最近の研究で，双極Ⅰ型障害では非指示的なグループミーティングと比較して，グループ心理教育が有用であることが実証された。この心理教育的治療では，疾病への関心を高め，服薬コンプライアンスを高め，社

会リズムを安定化させる手助けをし，再発症状の発見に重点が置かれていた。

2.3 対人・社会リズム仮説：社会リズムの乱れが双極性エピソードの引き金になる

　二番目の双極性障害の概念および治療についての理論的アプローチは，Frankら（2000）が開発した対人・社会リズム療法（the Interpersonal and Social Rhythm Therapy：IPSRT）で，疾患のエピソード性と周期性に着目している。対人関係療法（Interpersonal Psychotherapy：IPT）は，もともとうつ病の治療のために開発され，その有効性が実証されている。双極性障害と概日リズム障害の関係を調べた先行研究に基づき（Goodwin & Jamison, 1990），Frank らは双極性障害の患者が適切な気分制御が行えるかどうかは，刺激のレベルや毎日の活動といった社会的リズムに依存するという仮説を立てた。複数の研究者が，双極性障害の本質的な生物学的基盤として概日リズムの障害があることを想定し，双極性障害の患者ではこの概日リズムの乱れの影響を受けやすいと主張している（Lam et al., 1999；Frank et al., 2000）。Malkoff-Schwartz ら（1998）は，社会的に決められたことやリズムの障害が，どの程度，躁病およびうつ病の双極エピソードの引き金として作用しているかについて調べた。この研究の発想は，睡眠や食事，活動などの社会的に決められたことは，概日リズムを保つために役立つというものである（Malkoff-Schwartz et al., 1998, p.702）。規則的な活動の崩れる程度が大きいほど双極性障害の患者の制御がきかなくなり，正常な概日リズムから外れる可能性が高くなる。

　これらの研究者は，発症前の8週間に社会的な規則正しい生活の乱れがあることが，躁病の発症に強い関係があったと報告している（Frank et al., 1997）。双極性障害の患者では，一般の人びとのように概日リズムの不安定性を自ら修正することができない。概日リズムの乱れにより，睡眠／覚醒周期の同期がずれ，順調にいかなくなり，その結果，身体症状が誘発され，躁病やうつ病エピソードを招く（Ehlers et al., 1988；Frank et al., 1997；Frank et al., 1999）。IPSRT の目的は，患者の社会的ならびに対人関係の日常的活動を安定化させ，安定性に影響を及ぼす可能性のある出来事や状況を避けるか最小限に留めるよう援助することである。表 12 に，このモデルに基づく治療法の主な目的を示している。

対人・社会リズム仮説
（IPSRT）

表12　対人・社会リズム療法の主な目的（Frank et al., 1999 をもとに作成）
● 気分と人生の出来事の間に関係があることを患者が認識するのを助ける
● 患者がストレス度の高い出来事に対処するのを援助する
● 患者が乱れた社会リズムを安定化させるのを援助する
● 服薬コンプライアンス不良に対処する
● 喪失，失われた役割に対する悲嘆や役割の変化の疾病への影響に注意を払う
● 対人関係困難と社会スキルの欠落に対処する

対人・社会リズム療法
（IPSRT）の主な目的

2.4 家族ベースの治療アプローチ

統合失調症の家族の高い感情表出（Expressed Emotion：EE）は再発や再入院に悪影響を与えるという知見から，双極性障害に対する家族ベースの治療アプローチが開発された（Miklowitz, 2004）。双極性障害の家族ベースの治療では，家族内での衝突やストレスのレベルを下げるため，心理教育，家族のコミュニケーションスキル，および問題解決スキルの育成を重点的に行う。家族ベースの治療の6つの目的を表13に示す。このアプローチは，家族環境でのストレスを軽減できれば，双極性障害の再発までの期間を遅らせ，再発時の症状を最小限に抑え，あるいは再発も予防できるという仮説からなっている。家族ベースの治療では，疾患の生物学的／遺伝的ななりやすさが一定の役割を果たしていることを認め，環境と先天的生物学的因子の両方を考慮に入れたストレス脆弱性モデルを提唱する。

家族ベースの治療アプローチの主な目的

表13　家族ベースの治療の6つの主要な目的（Miklowitz, 2002）
- 患者と家族が双極性障害の経験を統合するのを援助する
- 患者／家族が，将来エピソードが生じる高い可能性を受け入れるよう援助する
- 患者／家族が，継続的に薬物療法が必要であることを納得するよう援助する
- 患者／家族が，双極性障害の作用と患者のパーソナリティーを区別するよう援助する
- 患者／家族が，ストレスの高い出来事を認識し対処できるよう援助する（新規エピソードの引き金となる可能性が高い）
- 家族が機能的な関係性を再構築するのを援助する

2.5 認知行動療法によるアプローチ

認知行動療法はうつ病の治療に有効であることがすでに実証されている。双極性障害の心理社会的介入に関する最近のレビューの中で「オープン試験および比較対照試験で，CBT（認知行動療法）が双極性障害の心理社会的介入として有効である」（Zaretsky, 2003, p.85）と結論づけられている。これまでに無作為割り付け試験が行われた双極性障害の認知行動療法には，いくつかの異なるアプローチがある。以下に示す3つのアプローチは，現在利用可能なよく練られた治療プロトコルである。

2.5.1 双極性障害におけるBascoとRushの認知行動療法

認知行動的アプローチ

BascoとRush（1996）は，双極性障害の治療に特化した包括的な認知行動療法のマニュアルを最初に作成した。彼らは，双極性障害の服薬管理に重大な問題，すなわち服薬コンプライアンスの欠如と患者が服薬を遵守しても躁病とうつ病の亜症候性症状が存在することを指摘した。気分安定薬を用いた長期管理を行う際には，服薬コンプライアンスを高め，エピソードの引き金となる心理社会的因子を患者が見つけることを援助するために，心理社会的治療を補助的に行う必要性を指摘している。

治療モデルでは，前駆症状から完全エピソードへの移行を加速させる，思考，認識，気分，行動の間の相互関係が存在することを仮定している。この「悪循環」は，気分，思考（無謀な楽観視，誇大性，判断力低下）の変化と行動（リスクを伴う行動，睡眠，食欲，活動レベル）の変化が相互に作用し，その結果，機能障害がさらに顕著となり，うつ病や躁病エピソードに達する。社会支援システムや対人関係も考慮にいれると，機能障害がこれらに悪影響を及ぼし，さらにストレスを招くことになるのは容易に理解できる。

「悪循環」

BascoとRushは，初期の気分症状の循環に介入するための治療ターゲットをいくつか指摘した。薬物療法は，躁病とうつ病の急性症状を予防し抑制するという点で生物学的脆弱性に対処できるが，思考や行動の変化，心理社会的機能，ストレスに引き起こされる睡眠や日常活動の乱れに対しては効果が乏しい。彼らのプログラムは包括的な実践的治療アプローチであり，気分のモニタリング，ストレス因子の特定，早期徴候の特定のためのスキルを修得すること，および問題解決スキルやコーピングスキルを育くむことを目標にしている（表14参照）。

表14　双極性障害の認知行動療法の主な治療目的（Basco & Rush, 1996）

- 双極性障害，治療，双極性障害に伴って生じる一般的な問題を患者に教育する
- 気分や関連する症状をモニターする方法を教える
- 服薬コンプライアンスを高める
- 躁病ならびにうつ病エピソードに伴う認知，情動，行動の変化を緩和させる認知行動スキルを修得する
- 患者が，ストレスを低減させるためのコーピングスキルや問題解決戦略を身につけるのを援助する

認知行動療法の主な目的

2.5.2　Lamら（1999）：前駆症状の特定

別の認知行動療法のグループ（Lam & Wong, 1997；Lam et al., 1999；Lam et al., 2001）は，前駆症状の特定（あるいは疾患の早期警戒徴候の特定）とコーピング戦略の育成を治療の重要なコンポーネントとした双極性障害の「ホリスティック（単に症状だけでなく全体観的治療）」素因－ストレスモデルを提唱した。先述したように，素因ストレスモデルでは，疾病エピソードに生物学的因子と社会心理的因子の2つの関与があるとする。内在する生物学的脆弱性やストレス度の高い出来事，概日リズムの乱れ，社会的日常活動の制御欠如などが関連し，新たな疾病エピソードが生じる。特にLamの認知行動モデルでは，疾病の前駆段階での患者のコーピング戦略が，急性エピソードへの進展の重要な決定因子とみなされている。この認知行動モデルでは，前駆症状を見つける意義を強調しており，さらに心理教育や社会リズムの維持などの他の因子を加えて，コーピング戦略を育成することが，双極性障害の治療において重要であるとしている（図1参照）。

疾病の前駆症状を特定する

この治療モデルには，いくつかの重要な仮説が含まれている：（1）特別なトレーニングを行うことで，疾病の前駆症状を患者は効果的に検出できるようになる，（2）スキルを基盤としたアプローチが，効果的なコーピング戦略の育成に役立つ，（3）効果的なコーピング戦略があれば，重篤な躁病・うつ病エピソードの発症を予防できる。

Lamら（1999）をもとにしたストレス脆弱性モデル

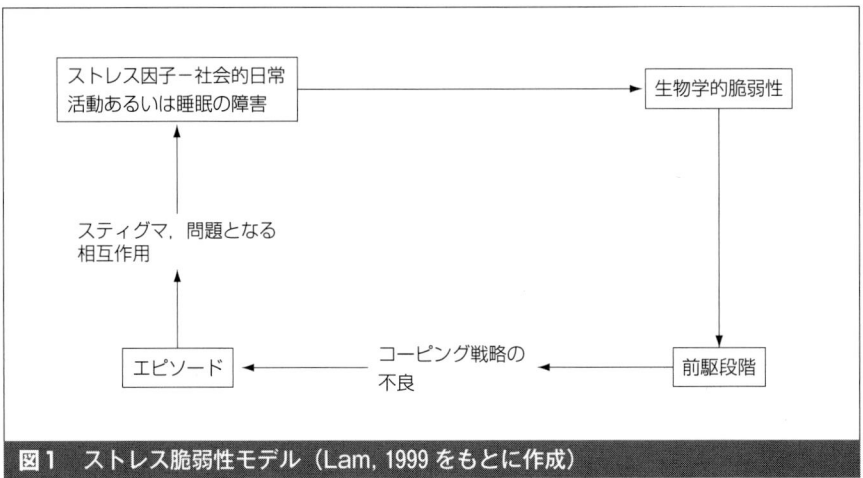

図1　ストレス脆弱性モデル（Lam, 1999 をもとに作成）

Lamのモデルの主な目的

表15　双極性障害の認知行動療法の主な治療目標

- 協同的作業の関係性を構築
- ストレスに対処できるように問題解決スキルの修得に焦点化した素因－ストレスモデルの心理教育を行う
- 前駆症状のモニタリング，コーピング戦略の育成，行動の変更を含む前駆症状に対処する認知行動スキルを育成する
- 患者が安定した日常生活活動を維持し，十分な睡眠時間がとれるよう援助する
- 患者の長期の脆弱性（たとえば，過剰な目標志向の行動）に対処し，将来エピソードが減るよう患者を援助する

2.5.3　双極性障害のその他の認知行動療法

その他の認知行動的アプローチ

　先述したように，認知行動療法は大うつ病エピソードに有効であることが実証されている（Beck et al., 1979；Barlow, 2001；Lambert, 2004）。認知行動療法は，自己や世界などについての患者をうつに陥りやすくする信念を標的にする（Beck et al., 1979）。うつ病においては，情報処理機構に偏りがあり，出来事を否定的な方向に誤って解釈するため，うつ病エピソードに至るという仮説をもつ。思考，感情，行動は相互的な関係をもち，たとえば，否定的思考（「私には能力がない。私にはそれが行えない」）が，行動変化をもたらし（あきらめ，トライしない，課題を避ける，孤立，ひきこもり），そのことが抑うつ気分を高め，さらには自尊心も低下する。また一方では，自己批判的な考えを招き（「私は負け犬，こんな簡単なことさえできない」），活動性が低下し，気分が低下することにつながる。

　Newmanら（2002）は双極性エピソードの形成に認知的要因が中核的な役割をもつとする新たな双極性障害の認知行動療法モデルを構築した。彼らは，生物学的脆弱性に加え，認知的要因（たとえば，患者の認識，情報処理，信念，判断の歪み）がエピソードの継続に主として寄与することを提唱した。治療は患者の信念，とりわけ患者のうつ病および躁病エピソードに対する脆弱性を高めている長期にわたって存続している中核信念（出来事に対する認知処理を起こす基本的信念）を修正することを目的としている。ここで仮説は，これらの認知的脆弱性を

改善することで,より効果的なコーピング能力や問題解決能力を育成させ,ストレスに対する脆弱性を減らすことで,躁病とうつ病エピソードの悪循環に対して患者を強化できるというものである。加えてこの治療アプローチは,躁病ならびに軽躁病での衝動的行動を遅らせることに多彩な行動介入法を活用している(表16 参照)。

表 16　認知行動療法モデルの主な治療目的（Newman et al., 2002 をもとに作成）

- 患者が重篤なうつ病および躁病のエピソードを生じさせる素因となっている非適応的な信念や認知的脆弱性を改善する

- 躁病／軽躁病：
  1. 適応不良の認識,判断,行動に対処する
  2. 過剰にポジティブな思考や信念の効果を相殺することで,軽躁／躁病的思考を和らげる
  3. 実際に行動や戦術をとるのを遅らせるように勧めることで,衝動性や向こう見ずな姿勢を和らげる
  4. 患者が感情を変化させるのを援助する
  5. 患者の思考解体や転導性を減らすのを援助する

- うつ病
  1. 非適応的な認識,判断,行動に対処する
  2. 絶望や意気消沈に対処する
  3. 自殺念慮に対処する
  4. コントロール感や喜びを高める
  5. 問題解決スキルを教える
  6. 社会支援システムを構築する

Newman ら（2002）のモデルの主な目的

3 診断と治療適応

本章では，最善の治療法や治療環境の設定を行うためのディシジョンツリーを含む治療適応に関するアドバイス（すなわちもっとも適切な治療法をどのようにして決めるか）を示す。

双極性障害患者を治療する際に検討すべき点

本書の主な目的は，臨床医を効果的な治療ツールにアクセスさせ，エビデンスに基づく構造化された外来診療を促すことである。しかし，双極性障害の治療は臨床的にかなり困難なことが多く，複合的な問題，精神病症状，物質乱用を併存しているため，すべての臨床医が双極性障害の治療を行いたいと考えているわけではない。利用可能な治療法の組み合わせや，患者が使える臨床資源，特に外来での継続的な維持治療を行う臨床資源は少ないが，双極性障害の治療から得られるものは大きい。

ある種の患者においては，外来では適切な治療ができず，適切な管理をするにはリスクが高すぎる場合もある。双極性障害の患者を外来治療とすべきか否かを，どのように判断しているだろうか？　方針決定には，患者の総合的な安定性，危険度の高い症状の程度，ならびに患者が精神医学的治療および心理療法を遵守する積極性などを検討する必要がある。表17に検討すべき主な要因について示す。

2章で示した4つの心理社会的治療戦略の内，第1選択としてどの治療が優れているかを示唆する実証データは得られていないが，臨床医が適切な選択を行う際に考慮すべき点がまとめられている。Zaretsky（2003）は，「ベストプラクティス」アプローチを用いて，実証データ，専門家の知識ならびに臨床経験を1つの指針にまとめている：

「双極性障害は，さまざまな病相で特徴づけられる複雑な疾患であり，複数の治療ターゲットが存在する。急性エピソードは，薬物療法によりもっとも効果的な対応ができる。レビューした研究から，異なる介入がうつ病や躁病に対して異なる効果をもつことが示された。服薬コンプライアンスを高めるため，心理教育的介入は早い段階で行うべきである。再発の前駆症状を特定することは，早め早

患者は外来ケアに適切か？

表17　外来個人診療あるいはクリニックでの治療に患者が適切かどうか判断

- 患者は，気分安定薬の服用を同意しているか？　患者は治療を遵守しているか？
- 標準的な外来治療は，患者の安定を保つことができないことを示唆する不安定なパターンが最近認められたか？
- 患者には，現時点で十分な社会的支援があるか？
- 患者が急性期にあり（過去1カ月間の複数回の入院あるいは救急救命センター受診），外来ケアにメリットが存在するか？
- 外来ケアでは対処できない急性の自殺の危険性があるか？
- 患者は，定期的に予約受診できるか？
- 患者は，外来治療を受ける十分な動機があるだろうか？

めの対応に役立つ治療介入である。このような介入は，服薬コンプライアンスが十分に方向付けられた後で使用を検討すべきである。」(Zaretsky, 2003, p.85)

以下に治療選択肢を選ぶ際に検討すべきことを示す：
1．現在，存在する症状と危険因子の発現の強さ
2．病相（主に軽躁，躁病，うつ病，混合性）
3．縦断的経過

3.1 適切な治療法を判定するためのディシジョン・ツリー

前述のように，適切な治療法について判断をするための実証的データは得られていない。しかし，初回問診で評価すべき項目に基づいて適切な選択肢を示すためのリストがある。第1章で論じた標準的な評価に加え，表18に示した重要な項目を初回問診時に聴取するようにする。

治療選択のためのディシジョンツリー

得られた情報から，治療者は，重症度，病相および経過に関して判断を下し，もっとも適切な治療メニューを作ることができる。

表18　初回問診の際に追加して聴取すべき有用な情報

治療法を選択するのに有用な情報

1. 現在，存在する症状と危険因子の発現の強さ：
   (a) 自殺危険度のレベル
   (b) 服薬コンプライアンスの程度
   (c) コーピングスキルやソーシャルスキルの障害
   (d) 現在の精神病性あるいは現実吟味力の欠如
   (e) 現在の薬物乱用
   (f) 絶望感や意気消沈
   (g) 現在の機能障害
   (h) 現在の判断能力の障害
   (i) 他の高い危険因子／危険行動の存在
2. 病相（現エピソードが軽躁，躁病性，あるいはうつ病性）
   (a) 急性躁病状態
   (b) 急性うつ病状態
   (c) 軽躁病
   (d) 混合性
   (e) エピソードとエピソードの間の回復の程度
   (f) もっとも高い機能レベル
   (g) 亜症候性の気分変調とうつの存在
3. 縦断的経過
   (a) 患者の年齢
   (b) 現在までの疾病の経過
4. 環境因子
   (a) 対人関係，家族，社会的なストレス因子
   (b) 対人関係，家族，社会的なサポート
   (c) 職業，キャリア，就学に関連する問題
   (d) 目標と向上心
   (e) 構造的に管理された生活状況以外での自己管理能力
5. その他の社会的，心理的因子
   (a) 家族／重要な他者からの関わり
   (b) 服薬コンプライアンス

表18 （続き）

（c）疾病の受容／否認の程度
（d）治療への総合的な準備，関わりの程度
（e）治療的関係の中で援助を受け入れる積極性

3.2 治療選択肢

3.2.1 若年成人のための治療選択肢

治療選択肢：最近入院した若年成人

たとえば，初回エピソードで最近入院した若年成人の治療選択肢としては，疾患の否認，服薬コンプライアンス不良，および高い家族内葛藤などに焦点を当てる。すなわち第1選択の治療選択肢には，社会参加と正常化に焦点を絞った心理教育，動機づけ面接を行って服薬コンプライアンスを高めること，家族に焦点をあてた治療など考えられる。

3.2.2 ハイリスク者のための治療選択肢

治療選択肢：ハイリスク者

最近入院歴のある重篤な軽躁あるいはうつ病患者や，自殺念慮や過去に自殺企図歴のある患者，高リスクの軽躁行動（衝動的にリスクの多い行動をとる，快楽を追い求める，浅慮），あるいは服薬コンプライアンスが低いなどのリスクの高い患者では，薬物療法の評価と介入，絶望感や意気消沈を標的とした心理療法，患者が「遅延戦術」を使えるような援助，過活動を抑制する行動戦略，衝動的行動を抑えるための刺激の統制，服薬コンプライアンスを高めるための動機づけ面接などの介入法が考えられる。

3.2.3 躁病／軽躁病のエピソードが反復するものの治療選択肢
（4.1.5の「臨床スケッチ」（p.66）参照）

治療選択肢：繰り返す入院

精神病性の特徴を有する躁病や軽躁病エピソードを繰り返す患者，疾患の否認，あるいは服薬コンプライアンスがあり前駆症状を検出できない患者では，考えられる介入法としては薬物療法，心理教育，躁病の前駆症状のモニターに注意すること，および早期警戒徴候に対して行動的な対処戦略を立てることなどが考えられる。

3.2.4 持続性亜症候性うつ病と気分変調症の治療選択肢
（4.4.2の「臨床スケッチ」（p.85）参照）

治療選択肢：持続性亜症候性うつ病

エピソード間欠期にも回復しない亜症候性うつや気分変調を伴う双極性障害患者や，慢性的な機能レベルの低下に絶望や意気消沈しているもともと機能が高い患者には，患者を活性化させるための行動介入，長期の自己に関連した概念の歪みを見つけるためのスキーマを扱うことや，絶望に対する認知的介入などが考えられる。

4 治療

4.1 治療法

4.1.1 双極性障害に対する生物学的治療アプローチ

　双極性障害の薬物治療手順を示した複数の実践的なコンセンサスガイドラインが存在する。以下のガイドラインを参照することができる。テキサス薬物療法アルゴリズムプロジェクト（The Texas Medication Algorithm Project；TMAP）ガイドライン（Suppes et al., 2001），Sachs らによるコンセンサスガイドラインのサマリー（Sachs et al., 2000），APA の**精神障害の治療に関する実践ガイドライン**（APA, 2004），**Kaplan と Sadock の臨床精神医学テキスト**第 8 版の 13.8 章，双極性障害の治療，気分障害。新たな研究や薬物療法の急速な進歩のため，最善の実践のためのガイドラインは常にアップデートされる必要があり，本稿で示す双極性障害の薬物療法は，一般的な標準を示しており，薬物治療管理の最新の治療プロトコルを反映したものではない。

　Sachs ら（2000）は，米国の 65 名のエキスパートを対象とした調査に基づいてもっとも実践的なコンセンサスガイドラインを作成した。あらゆる病相において鍵になる推奨は，気分安定薬の使用であった。調査時点で気分安定薬の単剤治療としてバルプロ酸とリチウムはもっとも高く評価された選択であった。さらに，躁病エピソードに対するカルバマゼピン，うつ病エピソードに対するラモトリギンは，代替的治療として位置づけられていた。精神病像を伴う急性躁病には気分安定薬に非定型抗精神病薬の追加が第 1 選択の治療選択肢とされていた。非定型抗精神病薬はより古い従来型抗精神病薬と比べて好ましい副作用プロフィールをもつため，通常はその使用が推奨された。うつ病エピソードが軽症の場合には気分安定薬による単剤治療を，重症の場合には気分安定薬と抗うつ薬の併用を推奨された。bupropion や選択的セロトニン再取り込み阻害薬（Selective Serotonin Reuptake Inhibitors：SSRIs）が，副作用のプロフィールから古いタイプの三環系抗うつ薬より推奨された。この調査でエキスパートは，抗うつ薬を 2～6 カ月以内に中止することを推奨している（うつ病の治療とは明らかに異なる）。患者が気分安定薬と抗うつ薬による適切な治療に反応しなかった場合には増強療法としてリチウムを追加することを推奨している。急速交代型での躁病やうつ病の出現時には，気分安定薬の単剤治療，特にバルプロ酸が推奨された。

　2004 年のアップデートでは，Sachs（2004）は双極性障害の向精神薬使用のエビデンスの質について検討し，以下のように適切な症例で行われたプラセボ対照の二重盲検試験の結果をカテゴリー A とした。

● **急性躁病，混合性**：リチウム，バルプロ酸，カルバマゼピン，ハロペリドール，

薬物療法：実践的なガイドライン

薬物療法：最近の報告

アリピプラゾール，オランザピン，リスペリドン，クエチアピン
- **双極性うつ病**：ラモトリギン，オランザピン，クエチアピン
- **急速交代型**：ラモトリギン
- **予防（気分安定化）**：リチウム，バルプロ酸，ラモトリギン，アリピプラゾール

　Post と Alshuler（in Sadock & Sadock, 2005）は，自殺予防効果などに関して気分安定薬のゴールドスタンダードとなる薬物はリチウムである一方で，1990年代の中ごろからバルプロ酸の処方がリチウムの処方を凌駕していることを記述している。カルバマゼピンやラモトリギンといった気分安定薬がリチウムの代替としても認識が増している。この著者たちは，oxcarbamazepine, levetiracetam, ゾニサミドなどが第3世代の気分安定薬として研究途上にあることを指摘している。さらに彼らは以下のように結論づけている。「これらの薬物の中でどれを選ぶかが不明確なガイドライン，双極性障害患者を寛解に導き，気分安定化するために必要性が増してきた複数の薬物の併用についてまったく欠けたガイドラインもある。……まさに，いつ，いかに，何を併用するかを決めるための体系的な臨床研究性の必要性が残っている」（p.1663）

　以下に示す双極性障害の薬物療法のまとめは，臨床精神医学テキスト第8版（2005）の Post と Altshuler が記載した章から抜粋している。

薬物療法：急性躁病
- **躁病の急性治療**：リチウムに非定型抗精神病薬かクロナゼパムやロラゼパムのような高力価のベンゾジアゼピンを加える。リチウムに反応が乏しい，不機嫌な躁病，急速交代型の場合にはバルプロ酸が推奨される。リチウムに反応が乏しい場合には，カルバマゼピンを三番目の選択肢として考慮する。以下に示すPost と Altshuler によるリストの非定型抗精神病薬はすべて抗操作用を示す。クロザピン，リスペリドン，オランザピン，クエチアピン，ziprasidone，アリピプラゾールの順に出版された時点で利用できたデータにおける効力で並んでいる。

薬物療法：双極性うつ病
- **双極性うつ病の急性治療**：リチウム，ラモトリギン，カルバマゼピンなどが抗うつ効果を示している。この時点でのコンセンサスは，Post と Altshuler のレビューに示されるように，気分安定薬と抗うつ薬の併用が双極性うつに対する第1選択となる。SSRI，bupropion，venlafaxine などが気分安定薬に併用する抗うつ薬としては推奨される。

薬物療法：維持療法
- **双極性障害の維持療法**：双極性障害のいかなる病相に対しても，気分安定薬による治療継続が第1選択である。リチウムは，長期の維持効果や自殺予防効果から，いまだ気分安定薬の第1選択と考えられる。著者たちは，特に双極性障害の家族歴があれば，単一の躁病エピソード後に予防的治療を推奨している。50％以下の低い反応率のため非反応者やリチウムの副作用に耐えられない場合には，バルプロ酸，カルバマゼピン，ラモトリギンなどの他の気分安定薬を考慮する。いくつかの非定型抗精神病薬は，抗操作用を有し，抗うつ作用ももつ可能性もあるが，これらの薬物による長期の予防は，体重増加や糖尿病の危険といった多くの副作用の可能性がある。

　気分の安定化が図れたとしたら，再発やさまざまな遅発性の副作用の発現を防ぐために，どの薬物が必要かあるいは中止できるかといった検討を行う。この場

合，薬物処方の変化に対する患者の反応性に応じて，薬物調整を行うことが求められる。すなわち，さまざまな治療戦略を探索し，副作用対効果の比がもっとも高い治療を見い出し，安定した維持的治療を確立する。治療が続けられず安定しない，治療プログラムへのコンプライアンスが悪い患者を扱っていく中で，これらは成し遂げられなければならない。

今日，双極性障害の治療に日常的に使用される薬物のリストを以下に示す。ここでは，特異的な気分安定化特性を有するものに焦点をあてている。

リチウムは急性躁病の治療やその後の予防において中心的役割を担う。この薬物の作用発現は遅く，急性躁病エピソードにおいては，しばしば初期から非定型抗精神病薬や他の気分安定作用をもつ抗てんかん薬の併用を行う必要がある。リチウムは不機嫌な躁状態よりも多幸的な状態に効果があると考えられている。

バルプロ酸は効果発現が早いため，しばしばリチウムに加えて投与される気分安定薬である。バルプロ酸は，統合失調感情症状よりも典型的な躁状態の患者において高い反応性を示す。また，急速交代型や不機嫌な躁状態においてもリチウムと比べて良好な反応を示す。

カルバマゼピンは，リチウムが奏功しない場合に考慮されるもう1つの気分安定薬である。カルバマゼピンの治療域や副作用のプロフィールは症例によってことなるため，個人ごとに投与量は慎重に調節しなければならない。

ラモトリギンは，急性期うつや予防的にも抗うつ効果をもち，気分安定薬としての可能性が着目されており，抗うつ薬とともに双極性うつ病に対する第1選択薬である。致命的脅威となる紅斑（Stevens-Johnson syndrome）の危険性があり，緩徐な投与量調節が重要である。

クロナゼパムとロラゼパムは，高力価のベンゾジアゼピンで，急性期躁状態の焦燥，不眠，不機嫌，パニックなどの患者に補助的に使われる。これらの薬剤は，副作用が少ないため，気分安定薬の補助として理想的であるが，長期の使用においては問題となる。

非定型抗精神病薬は，特に気分安定薬との併用において，急性期躁状態に対する効果が証明されている。従来型の抗精神病薬と比べて副作用が少ないため，補助的な使用に都合がよい。いくつかの非定型抗精神病薬は体重増加をもたらし，心血管系の合併や肥満に関連した医学的問題を起こす。**クロザピン**は不機嫌な躁状態や急速交代型の患者に有効性が高い。**リスペリドン**は急性期躁状態への効果が証明されているが，低用量の使用において体重が増加する傾向がある。**オランザピン**は治療抵抗性の患者に対する効果が知られている。重篤な体重増加を除き，副作用は少ない。**クエチアピン**は単一でも気分安定薬との併用においても有効性が知られている。またこの薬剤は，双極性うつの治療においても効果が明らかになっている。**Ziprasidone**は体重増加をきたさない非定型抗精神病薬で，抗うつ作用をもつことが示唆されている。

双極性障害の治療に使用される一般的な薬物リスト

4.1.2 双極性障害に対する心理療法的アプローチ：概論

双極性障害の治療において気分安定薬の継続投与がもっとも大切であるが，近

年，心理療法的アプローチの重要性が再認識されている。さまざまな治療モデルがある中で，効果的な治療にはいくつかの共通点がみられる。つまり，ストレスをコントロールし，日常的な社会生活を維持することや，生物学的な要因と心理社会的な要因の両方を扱っていくことである。たとえば患者は，日常活動や睡眠サイクルのルールについて教育され，治療者と一緒に日課を組み立て，気分，行動，刺激のレベルを観察により前駆的徴候や症状に気づき，生活上のストレスフルな出来事を解決し，再発防止のための具体的なコーピングの習得を試みる（Jones et al., 1999；Frank et al., 2000；Scott, 2001；Lam et al., 2003）。多くの研究の中で認知行動療法（以下，CBT）は，気分の安定化，再発および慢性化の軽減において意義のある可能性を示している（Lam et al., 1999；Perry et al., 1999；Huxley et al., 2000；Scott et al., 2001）。たとえば，Lam ら（2003）は，100 例以上の患者を無作為に割りつけて 12 カ月間にわたる調査を行い，前駆症状のモニタリング，具体的なコーピング戦略の開発，安定した生活リズムの促進という治療要因を含む専門的な CBT によって，双極性のエピソード，エピソード期間，入院患者数の減少につながったことを明らかにしている。

積極的，指示的および構造化された治療

双極性障害の治療において，非構造的で非指示的な心理療法の効果を示すエビデンスはない。一方，これまでの双極性障害に関する報告では，非常に組織的に組み立てられ，指示的で，かつ構造化されたアプローチが効果的な治療手順において必要であることが示されている。積極的で指示的な治療（CBT を含む）は，構造化されたアジェンダ（agenda；計画）に従ったスキル習得に焦点を当てた治療法と考えられる。つまり双極性のうつと躁に対する効果を得るために，強力なエビデンスに基づく中核的なスキルを患者に教えることを目的としている。それは Mueser ら（2002）が提示している疾患のマネージメント戦略のモデルとも一致している。表 19 には，エビデンスに基づいてまとめた治療プログラムの主な目標を示している。

表 19　エビデンスに基づいた双極性障害の治療要素

- 病気について患者および家族に教育する（Mueser et al., 2002）
- 適切な場面において，家族内にある葛藤，対立やネガティブな感情を解消し，サポートシステムを整えるために，家族メンバーやその他の重要な他者にかかわる（Miklowitz & Alloy, 1999；Miklowitz et al., 2003；Miklowitz et al., 1988）
- 治療／薬物治療に対する患者自身の積極的な参加（アドヒアランス）の促進に注目する（Goodwin & Jamison, 1990）
- 気分，行動の状態および刺激のレベルを日常的に観察することを患者に教える（Frank et al., 1997, 2000）
- 患者が，気分や行動の変化を含めた病気の徴候を発見できるよう援助する（Lam et al., 1999）
- 患者を激しい躁うつのエピソードに導くような非適応的な信念や脆弱性のある認知を修正する（Newman et al., 2002）
- 非適応的な認識，判断，行動に対して取り組む
- 症候として現れる，あるいは閾値下の気分の揺れに陥らせるような不快な出来事の影響を減少させるための問題解決方法，対処方法の習得を援助する（Lam et al, 1999）

表19 （続き）

- 患者が安定したライフスタイルや日常生活を保てるよう手伝う（Frank et al., 2000）
- 再発を防ぎ最小限に食い止めるための対処プランを立てる（Basco & Rush, 1996 ; Lam et al., 1999）
- 再発予防プランを立てる

4.1.3 治療の全体的な構造と手順

治療の全体的な手順は，概念的に3つの段階に区別される。第1段階では，評価と治療目標の設定およびこの構造化された治療プログラムのオリエンテーションである。この段階は普通，2，3セッションかけて行われるが，第2段階（実際のスキル習得の促進に焦点を当てていく段階）の目的と共通・重複する部分がある。セッション数は，原則的な方針によって取り決められた時間配分は設定されているが，患者の障害の重さや複雑性や患者自身の治療の進行具合などの要因に応じて変わる。ブリーフセラピーモデルに基づいた作業もスキルの習得を目指した場合には，双極性障害は通常，相当な治療期間を要する。現在われわれは，少なくとも12～15週のセッションをスキル習得の段階に割り当て，その後続けて最低4，5回にわたって月2回のセッションを行うことを推奨している。第3段階では，主に効果の持続と再発予防に焦点を当てる。月1回のセッションを行い，治療の進み具合を再評価し，再発やエピソードの反復を最小限にとどめるための調整を進めていく。社会的機能が落ちている患者にとって，この段階は，教育的あるいは職業的訓練，求職活動，引っ越し，交通手段の拡大あるいは，社会復帰に結びつくようなさまざまな適応機能を促進していくための期間でもある。これらの機能のポジティブな変化は，おそらく躁うつエピソードを誘発する環境からのストレスを軽減する。近年のLamらの研究によれば，維持治療を継続することが，最初に選択すべき治療方法であることが示されている（Lam et al., 2005）。

治療の基本的な手順

4.1.4 治療の初期段階：オリエンテーションと治療契約

協同的アプローチの必要性

患者との積極的な契約と協力体制は，治療の成否において重要なポイントである。個々の認知および行動技法もさることながら，認知行動療法の基本は，治療者と患者との協同的な関係を作るところにある。この治療全体にわたる構造は，治療者と患者の双方が，その人の治療が必要となった問題を理解し，治療目標を明らかにし，それらの目標を達成するよう働きかけ，作業終結に向かって積極的に役割を担っていくためのものである。この協同的な治療モデルでは，治療の初期段階で患者を引きつけ，継続治療への動機を高めていくことが必要である。これは積極的な治療参加と病気の自己管理の1つのモデルである。当然，多くの論理的・実践的な問題は，初期段階にカバーしていく。

協同的アプローチの必要性

介入に対する患者自身のアドヒアランス（adherence；積極的な参加）を促し，脱落を減らす

治療に対する患者のアドヒアランスの促進

治療プログラムの対象となる患者，特にメンタルヘルスクリニックでみられるような社会機能が低い患者では，出席への困難，出された課題の遂行困難，治療からの脱落をしばしば認める。特に，自己調節，日常生活や構造の維持，課題の達成が，生得的，生物学的に困難な双極性障害で当てはまる。これらの患者に対して，一貫して構造化された治療プログラムを維持するためには，少なくとも治療初期や治療の折々で，治療以外に特別の患者との定期的な関わりを必要とする。そしてそれは治療契約および治療プログラムに対するアドヒアランスを強固にする。

電話連絡の利用

治療の最初の週は，患者は参加予定の個人セッションあるいはグループセッションの24時間前にリマインダーコール（治療参加の呼びかけ）を受ける。パーソナルコール（個人的な呼びかけ）は，特に重度なうつや躁病エピソードにおいて，治療継続に対する患者のモチベーションを非常に促進する。これらのリマインダーコールは，毎日，毎週の活動の構造維持に役立つため，患者は感謝する。セッションを欠席した患者は，そのセッションで習得するよう組み込まれていた内容を再検討し，ホームワーク課題を行うためフォローアップコール（フォローアップの呼びかけ）を受ける。多くの場合，患者は治療プログラムの中で知識を得られ，プログラムに参加し続けたことによる成果を十分に認識することができる。治療セッションを1回以上欠席した患者や脱落の可能性が高い患者は，治療者から個別に，あるいはグループセラピーの場合はグループのファシリテーターから直接，連絡を受ける。それ以外にも，ケースマネージャーを含め，プロジェクトのコーディネーターあるいはクリニックのほかの職員による呼びかけもある。患者への電話連絡は，治療が重要であり，治療者が患者の欠席を気にかけていることを伝えるために行う。

また，治療初期から，出席の重要性を強調するために，患者と正式な契約を結ぶ（付録2参照）。契約を結んだ後には，出席することに対して何が妨げになるのか，出席を維持するにはどのようにしたらよいかということを相談していく。

積極的な参加への期待を育む

治療初期の第2の目標は，患者が積極的に参加することや治療作業の中で患者自身が問題解決を行うことへの期待感を高めることである。それは，患者が絶望的になったり意気消沈したり（あるいは過度に楽観的になったり治療を拒否したり）しても，治療セッションに参加すること，症状のモニタリングを継続すること，ホームワーク課題を達成することを通じて体験される。これらを行っていくには，患者個人の高い積極性および（あるいは）グループへの参加が求められる。つまり，患者個人あるいはグループメンバーが，重要なスキルを獲得するためにさまざまな課題に積極的に参加していくような協同的な体制を作っていくことが目標となる。

治療モデルについて患者に伝える

患者に対する治療モデルについての説明

第3の目標は，患者が治療の理論的基礎を理解し，さらにそれが毎週行われるセッションにどのように当てはまるのかということを理解できるようにしていく

ことである。患者のもつ機能が低くとも，ほとんどの患者はスキル習得に重点を置いた治療プログラムについての説明を理解することは十分に可能である。もし可能であれば，患者がはじめに話した問題や異常についての情報を用い，この治療モデルがどのように働くかということを具体的に図に示しながら解説することも効果的である。このような個別的なアプローチを行うことで治療モデルの理解が進む。最初の自宅での練習課題として，治療モデルや論理的根拠についての解説を「読む」という課題はとても良い。患者が治療モデルの基礎についてある程度理解し，またこの治療と今まで経験してきたほかの治療との共通点や相違点を理解することが重要である。最初の段階で患者がこの治療が非常に構造化されており協同的なものであるということを理解する必要がある。また，治療の中で起こってくることについての説明（それがどのように役立つかということについての論理的根拠も加えて）も，治療の初期段階で行うべきである。患者は，治療過程への積極的な参加が求められること，ライフイベントや一貫した気分の揺れをどのように扱っていくかを学ぶためにホームワークをやることを理解する必要がある。双極性障害に対する構造化された治療アプローチでは多くの場合，ストレス脆弱性モデルが説明に用いられる（Goodwin & Jamison, 1990；Goldstein & Miklowitz, 1994；Basco & Rush, 1996；Lam et al., 1999）。われわれは Basco と Rush（1996）のモデルを改編したものを用いており，それは思考，感情，行動および生理学的変化の相互的な作用を重視している。このモデルは患者にとってなじみやすいもので，次のような会話が交わされることが多い。

「あなたの問題は，ずっと大きな気分の揺れがコントロールできないことのようです。あなたの直接の気分を変化させることは難しいが，あなたの気分に作用するいくつかの物事に働きかけることは可能です。気分に直接働きかけることは不可能ですが，あなたを良い気分にするために思考や行動に働きかけることができます。われわれは，物事の見方を変化させ，良い気分でいることを学ぶ手助けをします。また，より良い気分を引き起こさせる行動をとることを学ぶ手助けをします」

標的となる訴えを引き出し，治療目標を設定する

第4の目標は，患者から標的となる訴えを聞き出し，これらの訴えを初期の治療目標の中に設定するよう，患者と協同して作業することである。治療目標は，漠然とした訴えではなく，治療計画を反映した十分に定義された変化や，病気によって生じた患者の特定の問題に関係した，測定可能なものとする。

初期の治療目標の設定

治療目標は，患者にとって個人的に重要なものであることが必要である。多くの臨床家にとって最初の治療目標は精神症状の改善である。われわれの経験では，患者の価値観，興味あるいは人生の目標を組み込んで，機能レベルに影響するような重要な治療目標を設定するには，「全体のイメージ」を把握することが重要である。「うつ状態を改善する」ことは1つの重要な目標であるが，患者のモチベーションを上げるような人生の意義のある目標にはならない。患者が，薬物の副作用も含め困難な治療に耐えられるような十分なモチベーションに結びつく本当に意義のある人生目標を決定でき，そして最終的に実行できるよう励ましていくことは，回復を目指したアプローチを行う際に有用である。患者はしばしば，

個人的に重要な治療目標が含まれることの重要性

困惑し絶望している状態のときに治療を開始するため，過去に重症で何度もエピソードを繰り返したとしても，人生の重要な目標を達成する可能性を高めていくよう患者の手助けをすることが臨床家の役割である。

具体的かつ明確な治療目標の設定

治療目標はできるだけ具体的かつ明確に設定する。たとえば，患者が1つの目標として「高い自己肯定感」を挙げたとしたら，われわれはこう質問するように心がける。「もしあなたが高い自己肯定感をもったとしたら，今とはどう違って行動しますか？」「あなたが高い自己肯定感をもったとしたら，あなたにとって大切な他者はそれをどのように感じるでしょうか？」目標を具体化することにより，患者と治療者が相互に合意した目標に向けて，細かなステップを決定していくことが可能になる。したがって，観察できない具体的でない目標は避ける必要がある。漠然とした広い目標は，治療目標やそれが達成可能なものかどうかを十分に評価できなくなる危険性がある。この危険性は，治療における改善を過小評価する要因となる。またより多くの問題が生じた場合には，もし最初に設定した指標が明確でなかったら，治療者は治療における重要な進歩を評価することができなくなる。

グループ治療では治療目標はグループのセッションの一部として扱う。それは，グループの凝集力を増大させるだけでなく，現実的で適切な目標設定はグループメンバーに有用な教育効果を与える。

標的となる訴えの明確化

不満を標的とすることは，どのような状況に困っているかを治療者が判断することができるため，変化に対する個人の適切な目標もより早く確立することができる。不満や問題が生じた場合には，以下の点を明確にすることが重要である。（a）どのような状況で問題が起こるのか，（b）患者が何を考えていることが問題の原因か，（c）この問題はしばしば起こっているのか，あるいはめったに起こらないのか，（d）患者はどのような対処法を用いるか，（e）患者は1つの評価基準（たとえば，もっとも易しい1からもっとも厳しい10まで）でこの問題をどう評価するか。

その訴えが患者にとって優先順位が高いかどうか，あるいは患者が決めた目標に取り組んでいくモチベーションをもっているかどうかを，注意深く観察することは重要である。また，目標は現実的（実際的）でなくてはいけない。もし目標があまりに複雑だったり，あまりに多くの要因の成否に依存したりすれば，治療目標の達成は困難になる。目標は，よく定義されたエンドポイントをもち，ほかの状況に依存せずに患者が達成可能なものでなくてはならない。

患者を援助するには，患者が自分の行動をより好ましい行動に変化させるために自分の時間や生活をどのようにしたらコントロールできるかを明確に理解できるように段階を設定することである。うつになったときには，たとえば「グラスは常に半分空っぽだ。決して半分入っているわけではない」といったように，典型的には喪失や否定に意識が向く。

患者が目標を達成する際にその進歩を確かめるために，進捗状況を測るための尺度を取り入れることは重要である。その尺度はシンプルで，明快である必要がある。たとえば喜びのレベル，気分の変化，あるいは定められた期間が終わった後にどれくらいのことが成し遂げることができたかなどを評価するものである。

次のステップは，原則として毎日，課題を実行する方法を考えることである。

> **臨床スケッチ**
>
> **治療目標の設定（2番目のセッション）**
>
> 治療者：では，今日のセッションでは，この治療から何を得るかということについて少し話していくこととしましょう。先週，私たちは，あなたの目標について話しました。確か，あなたの抑うつ気分やエネルギーレベルを改善していくことが目標でしたね。これは非常に大切な目標です。
>
> 患者：はい。無気力も問題です。
>
> 治療者：わかりました。では，まず，「問題リスト」を作ることから始めましょう。これは，あなたの目標に確実に近づいていくために必要な作業になります。もちろん，この問題リストは後で変更することもできます。これは私たちの進歩をたどる方法にもなります。では私たちは，何から始めましょうか？
>
> 患者：次の学期には学校に戻って，すべての授業に出て，実際に勉強を最後まで達成できればと思います。
>
> 治療者：（患者に紙を手渡して）あなたの目標を，実際に書きこんでみましょう。
>
> 治療者：では最初の目標は，二学期に学校に戻ることでしょうか？
>
> 患者：ええ。そのうち，専攻を変えて，エンジニアの学位を取りたいと考えています。
>
> 治療者：それは，本当に重要な目標ですか？
>
> 患者：はい。でも今はそんな挑戦をする気はありません。
>
> 治療者：先ほどの目標を達成するのに，何が問題になるでしょうか？ 問題リストに入れるべきものでしょうか？
>
> 患者：もし全部の授業でそうしたら……好きな授業にさえ行けなくなり，興味を失ってしまいそうです。
>
> （患者と治療者は，次の問題へ進む前に個人的および家族的な視点から，時間をかけてこの目標の重要性を議論し，薬物治療についての話へ進んだ）

> 臨床例：治療目標の明確化

基本的に課題を達成するのを妨げるものは何なのか，たとえばあまりにもうつ状態が強いとか，ほかの重要な仕事によって時間が割かれるといったことである。それが確認できたら，そういった障害を取り除くためにできることは何かを考える。

変化に関して期待できることは何かを詳しく説明するのに時間を割くことは有用である。患者はしばしば，変化が即座に生じ，目標が容易にしかもすぐに達成できることを期待する。「全か無か」という極端な考え方を緩和するのと同じように，この非現実的な考えを払拭することは大事である。たとえば，ある患者においては，目標に早く到達しなかった際に，何も達成されず治療は「失敗」とみなしてしまう場合がある。その患者は，目標に向けての進歩が安定したペースで生じるのはまれであることを認識する必要がある。患者が，目標達成に向けてのそれぞれのステップを認識し，自分自身でそれを確かめていくことが重要である。目標に向けての進歩を振り返る際には，しばしば変化は進んでは戻り，あるいは変化の進展はノコギリの歯のような波打った変化であることを，患者は再認識する必要がある。

> 治療に対する現実的な期待をすすめる

セッションの構造：アジェンダとセッションチェックリストの利用

治療モデルと標的となる目標について患者の理解が確立したら，治療者は各々のセッション構造に焦点を当てる。構造化された一連のセッションには，以下のような利点がある。（1）患者は，それぞれのセッションで起こることの予想や，それぞれのセッションで起きることによって何が期待されるかについて感じるこ

とができる。（2）アジェンダに基づいたセッションでは，治療者が，治療目標の解決に密接に関連した方法をとることや問題に焦点を当てやすくなる。（3）方法論的に，戦略的に焦点化された問題を目指した治療を行うことで，問題が起きたときに場当たり的に治療に臨むことを減じる。特に軽躁状態あるいは躁状態の初期段階にある患者にとって，セッションを構造化することによって，的外れでまとまりがなく構造化されていない行動や問題に対して注意を向け，効果的な限界設定を行うことができる。うつ状態にある患者にとっては，構造化された治療アプローチは，治療の中で身動きがとれないと感じ，無力感を感じて当惑した際に一貫した方向性を与えてくれる。

セッションの構造とセッションチェックリストの利用

付録3に添付しているセッションのチェックリストは，セッション内容および構成要素が全体的な治療プロトコルに従って進んでいることを確認するために役立つ。セッションが終わるごとに『セッションチェックリスト』のそのセッションの内容をチェックする。グループセッションでは，それぞれのセッションに含まれている構成要素は，集団力動や個々のメンバーのニーズによって変えてもよい。

アジェンダの設定

主なセッション要素：セッションアジェンダの設定

治療のできるだけ早い時期（通常はセッション2）から，非構造的な治療時間になっていく傾向を抑えるために，それぞれのセッションにおけるアジェンダの設定を始めることが重要である。セッションが構造的である利点は，治療時間を効率的に使うことができる点にある。アジェンダは患者との協同作業によって行うもので，個人治療あるいはグループ治療において，ホワイトボードや紙にアジェンダを書くことが推奨される。それはセッションを予定通りに進めていく必要があるときに，治療者と患者の両者が容易に治療を進めやすくするためである。

主なセッション要素：「チェックイン」

多くの場合，最初のアジェンダは患者の状態のチェックである。待合室にいる間に，患者に気分に関する評価尺度に記入してもらい，セッションの最初でその結果を扱う。

主なセッション要素：ホームワークの評価

アジェンダの2番目の項目は，自宅での練習課題で，課題ができたかどうかの評価を行う。セッション外での練習は，この治療法の成否につながる。患者のホームワークを検討し，そのときの治療でうかぶ問題にあったコメントを行うことが重要で，これが自宅での練習を継続して達成することにつながる。患者が自宅での練習課題をきちんと達成できない場合には，そのことを治療の中で扱っていく必要がある。この問題については後で詳しく述べる。

ホームワーク評価の次のアジェンダ項目は，治療目標を遂行するのに役立つと思われることを扱う。これは習得が必要なスキルの導入や，すでに導入されたスキルを維持する練習である。また，初期のセッションでは，患者の生活の中で起きた出来事やエピソード周期についての病歴を把握することも，アジェンダの一項目になる。治療者がアジェンダに入れたいと考える項目だけでなく，患者自身が入れたいと思うものは何かと常に尋ねることも必要である。いったん，そのリストが完成したら，議論する時間に応じてそれぞれの項目に優先順位をつけていく。この作業は，患者がいくつかの危機的問題をもちながら継続して治療に来る際に特に重要である。治療の早い段階で，治療者はおそらくアジェンダの始めに危機的問題を扱おうと考えるだろう。ときには，セッション全体がその危機を解

決することに集中することもある。危機的問題の対応はきわめて重要であるが，一貫して危機に直面している場合には，治療における進歩が非常に難しくなることに注意を払う必要がある。優先順位をつけて時間配分することは，このことをコントロールするのに役立つ。危機に直面している人がほかの項目にも注意を払えるように，危機的問題の対応をアジェンダの最後にすることも有用である。

　個人セッションやグループセッションにおいて，もし患者が自殺念慮や自殺企図，重大な家族危機，精神状態の危機的変化が生じている場合には，ほかのアジェンダ項目より優先して扱う。個人あるいはグループで，求められるスキルをマスターするために，ある領域のスキルを追加で練習する必要が生じる場合もある。そういう場合には，残りの内容は次のセッションにまわすことが可能である。

具体的なテーマあるいはアジェンダに含まれる問題に焦点を当てること

　いったんアジェンダが決まり，それぞれの項目に時間が割り当てられたら，次はアジェンダに含まれる項目に焦点を当てる。そのテーマの範囲はさまざまである。まず，トピックスは通常，治療目標を患者が達成するためのスキルや，スキルの習得の過程で生じてくる心配や障害についてになる。セッションを通して，患者にポイントを整理するように求めるのは良い方法である。これにより，こちらが提示した内容を患者が理解しているかどうか，あるいは患者の理解をより進めるために具体的な方法が必要かを，治療者がすばやく判断することができる。患者自身がしっかりと要約できると，セッション外でも要点を思い出せるようになれる。

ホームワークあるいは自宅での練習課題

　セッションを終わる前に，次のセッションまでの間に治療の中核をなす課題を練習することを設定する必要がある。これらの課題は，ある言語表現（たとえば「するべき」）をどれぐらい使うかを書きとめたり，ある作業（たとえば薬物の服用）を目に見える形で思い出せるようにメモをしたり，前向きな特徴について考えたりといった単純なことから，非機能的な思考記録を仕上げたり，人に対してもつ特有の信念についての根拠を検討する機会を設定したり，アサーションスキルトレーニングに取り組んだりといった，複雑なことまで広範囲にわたる。ホームワーク課題は，患者と一緒に協同して検討すべきであり，治療セッションで取り扱ったものと関連したものとする。患者は，課題の論理的根拠を理解し，同意しなければならない。少なくとも，特定の自宅練習をきちんと行うことが結果的に治療目標の達成につながるという可能性を認識することが大切である。課題は一定期間，確実にしかも容易に，遂行できる「行動」を含むべきである。さらに，ほかの要因やほかの人の協力に頼ることなくできるものがよい。課題達成の成功に対してどのような障害が生じるかは検討しておくべきで，これらの障害による衝撃をどのように緩和するかも検討しておくべきである。これらの点に対して注意を払うことで，自宅での練習課題を行うことに対するコンプライアンスを高めることができる。

主なセッション要素：ホームワーク・自宅での練習課題の利用

セッションの最後のまとめ

主なセッション要素：簡潔なまとめおよびセッションのまとめ

ホームワーク課題を提示した後は，最後のまとめを行う時間を確保する。治療者は次のように伝えると良い。「はい。では今週の，あなたの自宅での練習課題を決めましょう。どうするのがよいと思いますか？」「では，今日はここで多くのことを扱いました。今日のセッションをまとめるための時間を少し取りたいと思います。私たちが今日のセッションの中で取り上げてきたキーポイントは，何だと思いますか？」治療者は患者の反応を評価し，また患者が見落としているポイントについて言及する。治療者は，自宅練習が治療全体の中でどのように当てはまっているか，また治療目標の達成のためにどのように役立つかということについてもたずねる。

フィードバックと次回の予約確認

主なセッション要素：フィードバックの提供

最後に，患者が何か付け加えたり，セッションについての質問をする時間を設ける。セッションの中で，何が良かったか？　何か進歩はあったか？　変化したことはあったか？　これらの情報は，今後のセッションのペースや内容を調整するのに役立つということを，患者に伝える。また治療者は，患者に治療での進み具合について伝え，ポジティブなフィードバックを与えるようにする。それが終わったら，次回の予定を取り決め，予約カードを患者に渡す。

4.1.5　治療の中間段階：スキルを形成する——ツールボックス（道具箱）を一杯にする

治療の中間段階：ツールボックス（道具箱）を一杯にする

双極性障害は人生の中で経過が変動する慢性的な病気であるので，介入目標は，最小限の外からの治療サポートで維持できる持続的なスキルを患者がもつことである。治療は，モニタリング，前駆症状の発見，気分を安定し，うつ病や躁病エピソードを軽減するための適切なコーピングスキルの習得といった基礎的スキルを教えることを目標として，構造化されたアジェンダに従ってセッションをすすめていく。

基本的スキル：気分・思考・行動のモニタリング

基本的スキル：気分・思考・行動のモニタリング

初期の重要な治療課題は，患者が日々の気分や活動レベルをモニタリングできる方法を習得することである。モニタリングすること（はじめは外的に，その後は内的に）は，この治療において不可欠なものであり，このスキルなしでは患者は病気の前駆症状を同定できないし，病的エピソードに対して認知的・行動的変容を起こす行動をとることができない。治療を効果的にするために，患者は少なくとも部分的にでも，治療の前提となる命題を自覚し受け入れなければならない。よって現在の状況をモニターし，明らかにするために，ある程度の時間と努力を費やさなければならない。道路地図の喩えは，この点の理解に役立つ。道路地図は，地図上の自分自身の位置がわからなければ，自分のすすむ道を見つけることはできない。同様に，もし気分（あるいは行動）に対する効果を期待するなら，早い段階で気分の水準や種類に気づき，またほかの習慣的に起こりうる状況や思考と気分との関連性に気づく必要がある。

4. 治療

気分のモニタリングを学ぶ

　双極性障害の治療の重要な最初の課題は，日常の気分のモニタリングを導入することで，すぐに利用できるいくつかのモニタリング方法がある（Sachs & Cosgrove, 1998）。さまざまな気分モニタリングチャートが，ほとんどの構造化されたスキル習得のための治療マニュアルに含まれている。ここでは，Bascoと Rush（1996）が考案した気分チャートの修正版を用いる（付録4参照）。この気分グラフのスケールには，正常な気分の範囲［われわれは「コンフォート・ゾーン（快適区域）」と呼ぶ］を含んでいる。この修正により，小さな気分の波は双極性のエピソードにつながる重大な兆候とはみなさず，気分の小さな変動を正常なものと位置づけた。双極性障害の患者は，前駆症状を早い段階で同定するために，小さな気分の波に敏感になっているということが非常に重要なことである。BascoとRush（1996）とLam et al., （2001）は，前駆症状あるいは重大なエピソードの早期兆候を同定する意義を強調している。気分グラフを修正した別の理由は，正常な気分は「0」になるわけではなく，日常的な気分の変動が存在することを患者に理解してもらうためである。もし患者が気分の変化に対しておびえている場合，患者は情緒的変動をモニタリングすることを避け，その結果適切に変化を見つけることができなくなってしまう。

　1〜2回目の個人あるいはグループセッションに気分のモニタリングを導入することが適切である。そしてそれは，患者が自分の気分の状態を把握するエキスパートになるためである。その論理的根拠を以下に挙げる。

　　「気分をモニタリングすることは，自分の健康を管理する方法の1つである。もしあなたがわずかな気分の変動を見つけられるようになったら，より重大な気分の波を予防できるようになる。自転車に乗ってブレーキをかけながら緩やかに坂を下っている自分を想像してください。対照的に，坂を下りきったところで最大限のブレーキをかけている自分を比較してみてください。問題の前兆サインを早い段階で把握することは，気分変動に対処する際に重要な影響力をもたらします」

　別の効果的な使い方として，患者が気分グラフの評価質問に答えるチェックを行ってから，常にセッションを始めるという方法がある。これは，その週にどのようなことが起こったかを俯瞰でき，患者にポジティブな評価を与えられる。もし患者が自分の気分グラフをつけることを忘れる，あるいはセッションに持ってくることを怠った場合，その週の振り返りの作業をセッションの中で行う。そうすると気分を思い出して振り返るには不確かなことが多くあることから，気分グラフをつけることの重要性がより強調できる。

気分のモニタリングに関するさまざまな問題への取り組み

気分のモニタリングに関する特有の問題

モニタリングについて，患者によくみられる反応がある。そのうちのいくつかの例を以下に示す。

臨床スケッチ
気分のモニタリングについての反応例

患者：私は急速交代型で，気分は絶えず変動します。一日の中でも気分変動があるので，把握することができません。

返事：それは多くの人が直面する重要な問題です。この問題を扱う方法として，株式市場で毎日の株価の動きを報告する方法を応用してみると良いでしょう。株価の動きを報告する際には，「High（高い）」「Low（低い）」そして「Close（閉じる）」で記録します。そういう形で作業すると良いかもしれません。

患者：私の気分はまったく変わりません。次に病院に行くまで，いつも気分は同じです。

返事：実際に毎日の気分モニターを始める前には，多くの人が，そう感じています。あなたは，1週間，毎日気分をモニターすることを続けてみましたか？ あなたは自分の気分をモニターし，自分の気分に小さな変動がないか細心の注意を払ってみましたか？ おそらくあなたが気づいていない非常に小さな気分の変化があるはずです。

患者：私には単純な気分の変化ではなく，ほかにもいろいろと問題があります。私の気分は一言では表現できません。怒り，不安，動揺といった感情が一緒に混ざっています。これらの感情をどのようにモニターすればよいのですか？

返事：気分を記録するためにどういう形があなたにとってもっとも適しているのか，一緒に考えてみましょう。あなたにとって意味があるように，個別化するのが良いでしょう。どうしたら良いか，何か考えはありますか？ （もし患者が答えない場合）あなたが先ほど述べたように，怒り，不安，動揺といったそれぞれの感情を，1つずつモニターしていくのが良いと思います。

患者：私は，気分のモニタリングに時間をかけることが役に立つとは思えません。

返事：あなたは実際にすでにやってみて，役に立つかどうか検討していますか？ あなたが自分の気分から学べることが何かを検討するための1つの実験として，やってみましょう。

患者：私はあまりにも混乱していて，毎日気分を記録することを覚えていられないかもしれません。

返事：あなたが気分のグラフをきちんと記録することを思い出せるような方法を考えてみましょう。たとえば，一日のうちに特別な時間（夕食の直前，夕食の後，就寝前など）を，記録する時間としている人もいます。そういう方法はどうでしょう，役に立ちそうですか？

患者：ときどき，私は混合状態になります。たとえば，同時にうつと躁が存在します。どのように記録すればよいですか？

返事：あなたが言っていることはもっともなことです。気分は1つの次元ではありません。あなたの気分の異なった次元を，どのようにしてうまく捉えたらよいでしょうか？

患者：私はここで使われる気分記録表が好きではありません。自分の記録用紙を使います。

返事：それは素晴らしい！ 大切なのは，あなたが気分を継続して追跡することです。もし自分自身でより良い方法があれば，それを使いましょう。

患者：気分を記録するのを忘れてしまいました。

返事：ありえることです。忘れないようにする1つの方法は，どこか目立つ場所に気分グラフを置いておくことです。たとえば，冷蔵庫のドアに貼っておく人もいます。寝る準備をするときに最後に目に入るようにベッドの側に置いておく人もいます。浴室の鏡に貼っておく人もいます。どうでしょう，あなたに役立ちそうな方法はありますか？

患者：私は自分の気分が何なのか，本当にわからない。

返事：セッションの中で，私と一緒にあなたの気分をチェックする練習をしてみましょう。そして，あなたが感じていることについてもっと理解できるようにトライしてみましょう。

基本的スキル:「非機能的思考記録」を利用する

　これは，患者がある特定の状況で感情や行動の関係をはっきりと体験することを可能にする。モデルに関するディスカッションの中で述べたように，いつもと違う気分の変化を経験している人は，自分自身や自分の現在の状況，将来起こるかもしれないことに対する非現実的な評価や「歪んだ思考」をもつ。さらに，情報を歪めて捉えてしまう特有の形式，たとえば否定的な解釈，過度の一般化，心の深読みなどをもつ。Beckら（1979）やBurnsら（1999）は，よくみられる思考の誤りについての詳細な情報を示している。

　実証されたデータによると，自動思考に注目し，実際に特定の出来事や一連の出来事に対する歪みが起こっているかどうかを批判的に検証できたら，歪んだ思考に対して建設的で合理的な思考を思いつくことができることが示唆されている。この「自己介入」は，典型的にネガティブな情動や行動反応に対して顕著な効果をもたらす。患者がモニタリングスキルと思考を評価するスキルを練習し続ければ，彼らは認知の歪みを同定するスキルを身につけ，最終的に認知の歪みが破壊的な障害をもたらす前に，認知の歪みに代わって合理的な認知の再構成を早く効果的に行うことができるようになる。生じている歪みの特定のタイプを同定することを学ぶことによって，このプロセスは促進される。

> **表20　思考の誤りを修正するために役立つヒント**
>
> ● 行動を起こす
> ・非機能的思考が同定できたら，患者の社会的ネットワークに入っている友人や尊敬する人への調査によって，患者の思考が適切であるかを検討することができる
> ・「科学者」になり，非機能的思考に基づいた予測を締め出す実験をすることが，思考の誤りに対して本質的に修正する力をもつ
> ・思考が正しいかどうかを判断するエビデンスが存在するかを検証する。成績が下位の人は「私はいつもテストに失敗する」と考えている。それに対して，こう反論することができる。「いつも下位なわけではない。うまくいったテストもある」
>
> ● 言葉を観察する
> ・しばしば患者は，自分の進歩や行動について話すとき，非常に手厳しい言葉を使う。友人や仕事仲間と話すように自分自身に対して話すことを促すことで，否定的な自己評価がやわらぐこともある
> ・自分に対する否定的なレッテル貼りは，ほとんど例外なく重度の評価の歪みを含み，そこを取り扱わないとしたら大きなうつの原因となる。「私は負け犬だ」「私はまぬけだ」という考えは，前向きな姿勢や中立的な姿勢を保つことにほとんど役に立たない。患者がこれらのレッテルが適応的であるかを注意深く検証することで，自分の価値に対して現実的な評価を行うことができる
> ・単純に患者がより前向きな言葉を使うことを思い出させることは，言葉の再構築を促す。患者の否定的な言葉を同定したら，それらを3×5マスのカードに書き入れなさい。そして対称的に対をなすように反対の意味をもつ前向きな言葉を別側に書き入れなさい。自宅や職場の目につく場所に自分に対する前向きな言葉を貼っておくことは，前向きな効果をもつ
>
> ● スケールテクニック――決定のバランス
> ・特定の考えや行動にはまっている場合，それらのメリット・デメリット，あるいは利益・損失のリストを作ってみると，役に立たない考えや行動にしがみついていることがわかる。この方法により自分が偏っていることに気づくと変化が起き始める。この方法は動機づけ面接の際にもしばしば用いられる。表形式のリストによってこのスキルを具体的にはっきり示すことで，インパクトを増すことができる

（欄外）
- 基本的スキル:「非機能的思考記録」
- 患者が誤った評価を行っている特有の形式
- 患者が思考の誤りを修正するために役立つ方法
- 「メリット・デメリット」分析の利用

気分のモニタリングチャートをみる際，臨床場面で使用されている思考記録には多くの異なるタイプが存在する。当初，思考記録は，「非機能思考記録」あるいは「自動思考記録」と呼ばれていた。われわれは，患者がこれを病的な意味として捉えるのではなく，思考の「誤り」や「非適応的な考え」という意味で捉えられるように，「非機能的思考記録」（付録7参照）と呼ぶことにする。われわれは，これらの非機能的思考を歪んだ，間違った評価とラベルすることよりも，出来事に対する反応としての一連の思考が，気分の安定を妨げるという点を強調する。非機能的思考を同定することを学べれば，非機能的思考のタイプを同定することに役立つ。「思考の誤り」として知られる非機能的思考は，誤った評価を作ってしまう特有の方法である。

セッションの中でこれらの非機能的思考を再検討し，否定的な感情に結びつく出来事についての思考の中で典型的な歪みを素早く同定できるように，自宅で勉強するリストを提供するのは良い練習となる。

患者が非機能的思考パターンを同定し，分類することのスキルがアップすると，隠れた思考をすばやく明らかにすることが上手になる。Burns（1999）はそのコツをリストにし，患者が非機能的思考に挑むのに役立つ「あなたの考えをときほぐすための10の方法」としてまとめている。

思考記録をやり遂げることを学ぶにはある程度の時間がかかり，多くの患者はこの課題を実行するのに何かしらの援助を必要とする。ただ，ほとんどの患者は援助があれば思考記録を行うのを学ぶことができ，さらには継続的に練習をして，情動反応が起こる状況で，決まった手順を用いることなく，自動的に行えるように学んでいくことができる。通常，治療者は，患者が自分自身でこの課題を楽に行うことができるように，セッションの中でこの課題を取り入れ，何度も行わなければならない。思考記録は，個人治療同様，グループ治療でも用いられる。以下の臨床例において，「非機能的」思考がグループ治療の中でどのように用いられるかを示す。グループ治療は，費用対効果の面で優れている可能性があり，またグループの中でのある介入が，他のグループメンバーにも影響を与えるという利益もある。

基本的スキル：思考記録をまとめる

非機能的思考記録のまとめ

最初のステップは，患者が，信念は不変なものではないこと，客観的に妥当なものではないこと，永久に続くものではないこと，そして変えることができるということを受け入れることである。患者が思考記録を頻繁につける習慣をもち，治療場面で自由に使うことを奨励する。その結果，患者は一定の手順を用いなくても思考記録を使うことを学び，思考の誤りが生じるのと同時に自動的に合理的な思考の再構成が生じるようになる。以下に典型的な思考記録を仕上げるステップを提示する。

非機能的思考記録を作成するためのステップ

1. ストレスとなる出来事を同定する
2. 自動思考を同定する
3. それぞれの信念の強度を評価する（0％〜100％）
4. 感情を同定する
5. それぞれの感情の強度を評価する（0％〜100％）

6. 思考の誤りを分類する
7. 非機能的思考の誤りに対抗するのに役立つヒントを取り入れる
8. より適応的な思考の再構成を進め，どの程度それが信じられるかを評価する
9. 始めに体験された感情を再評価し，新たな感情をあげる
10. 感情を同定する際にどのような変化が生じたかを明らかにする

臨床スケッチ

グループ治療の設定で思考記録の使い方を学ぶ

治療者：良い機会なので，思考記録がどのように働くかをみてみましょう。調子の悪かった状況を思い出して，ここで話して頂けませんか？

Aさんは35歳の独身女性で両親と同居している。彼女は不調になった状況をグループで話すことに同意した。治療者は思考記録をどのように使うかを紹介するために，Aさんの話を黒板に書き出した。

Aさん：これは，私が誰かをやりこめた話ではなく，とても落ち込んだときの話です。
治療者：どんな出来事でしたか？ ここに書き出してみましょう。Aさん，あなたも思考記録の空いている部分に書き込んでみてください。
Aさん：私は新しい友達ができたんです。彼女が私に電話してくれることを期待していたのに，連絡をくれませんでした。
治療者：わかりました。（治療者は患者が言うことを逐語的に書く）
Aさん：そのとき，彼女は私のことを好きではないんだと考えました。
治療者：「彼女は私のことを好きではない」
Aさん：それから，自分はあまりにふけていてくずなんだと。
治療者：「自分はあまりにふけていてくずだ」ここで話を提供してくれてありがとうございます。
Aさん：彼女は私に対してひどく頭にきている。
治療者：わかりました。ほかに何か思考はありますか？
Aさん：彼女は私と付き合いたくないんだ。
治療者：わかりました。
Aさん：私は太りすぎています。それに落ち込んでいます。まだ母親や父親と一緒に住んでいます。
治療者：なるほど。（書き続ける）
Aさん：（自然に）あら，奇妙な考えだわね。
治療者：これまでの思考を書き出してみて，どうでしたか？
Aさん：ええ，変に感じます。この思考がどこからきているのかわからないし。理解もできません。出来事と何の関係もないです。
治療者：素晴らしい例を出してくださいました。あなたは重要なことを言ってくれました。この思考は特にきっかけもなく，あなたの心の中に起きてくる自動思考で，普段あなたはこの思考に気づいていないし，またこの思考は出来事にほとんど関係ないということです。
グループメンバー：私たちもこういうことはあります。
治療者：わかりました。この思考が生じると何を感じるかをみてみましょう。あなたの感情を見てみると（次のコラムに進む），あなたがこれらの思考をもっているとすると，かなり苦しい混乱した状態と考えられます。
Aさん：苦痛になってきました。
治療者：その苦痛につながる特定の思考はありますか？
Aさん：そうですね……一番悪いのは，私がまだ実家に住んでいるということです。
治療者：なるほど。そのときのあなたの感情は何ですか？
Aさん：私は役に立たないという感情です。

臨床スケッチ：グループ治療における非機能的思考記録の利用

> **臨床スケッチ**
> （続き）
>
> 治療者：なるほど，それは思考ですね。思考コラムの中にそれを入れましょう。あなたはどういう感情を抱きましたか？
> Aさん：恥ずかしい。
> 治療者：わかりました。一連の思考があるようです。その思考があなたの気分にどのように影響を及ぼしているかについて，話してください。
> Aさん：私をさらに落ち込ませます。
> 治療者：どの考えが特にあなたを落ち込ませますか？
> Aさん：メインになる思考は，まだ実家に住んでいるということです。
> 治療者：思考を書き出した後に見直してみることは興味深い体験になると思います。そして，あなたはこれらの思考がもともとの出来事にどう関係しているかがはっきりしないと感じると思います。
> Aさん：ええ。それに，彼女が私に連絡してこなかった理由は彼女自身がうつだったということでした。
> 治療者：それはどうしてわかったのですか？　彼女に聞いたんですか？
> Aさん：ええ。私は彼女に手紙を書いて「私のことを怒っている？」と尋ねてみました。
> 治療者：さて，私たちはAさんが挙げてくれた思考に注目して，思考の誤りを発見できそうですか？
> グループメンバー：恥ずかしくなるのは，私にとってもよくあることです。価値がないと感じた時です。
> 治療者：思考の誤りのリストを見てみましょう。リストを眺めてみてどうですか？
> グループメンバー：1つは，1つの出来事から，過度に一般化していることと，まったく根拠がないことです。
> 治療者：最初の「彼女は私のことを嫌いなんだ」という思考に戻ってみましょう。ここには思考の誤りはありますか？
> Aさん：はい。1つ言えるのは，私は人が考えていることを読み取ることはできないということです。
> グループメンバー：いいと思います。私は外出して，自分のことを見ている人を見ると，彼らが何を考えているのかあらゆることを想像します。でも，実際，彼らが何を考えているのか知ることはできないし，そのこと自体忘れてしまいます。
> 治療者：そうですね。では次の「私はふけていてくずだ」という思考を見てみましょう。思考の誤りはありますか？　それはどこに当てはまっていますか？
> グループメンバー：ラベリングです。
> 治療者：なるほど，ほかには？
> グループメンバー：推論，ではないでしょうか？　結論が飛躍しています。
> 治療者：個人的に結論の飛躍を行うことについてですが，あなたはどのようにそれを適応的な考えにしますか？
> グループメンバー：あなたは一日を通して人があなたを見てその人達が何を考えているのかと考えるが，結局，知ることはできない。私たちは自分の心配事を他人の心の中に読んでいるということです。
> Aさん：その通りです！

基本的なスキル：行動的技法――好ましい出来事の力

基本的スキル：行動的技法

　Lewinsohnら（1986）は，うつと日常生活の出来事との関係性を明らかにしている。喜びや楽しさを減じるような出来事を経験すると，気分は落ち込む。逆に，その人にとって楽しい出来事が増えると気分は良くなる。楽しい出来事の程度と，気分の程度との相互の関係が明らかになっている。たとえば，楽しさが減じる出来事が1つ生じると，気分は下がる。気分が下がると人の活動性は低下する。さ

4. 治療

らに活動性の低下は，生活に楽しみをもたらす活動を行う機会を減らす。そして楽しい出来事の程度はさらに低くなる。うつになると，人はひきこもり，社会から離れ，職業活動にネガティブな影響を与え，前向きな社会的交流が減り，さらにうつは悪化し，活動も減るという悪循環が進み，病的な気分障害が発症し，さまざまな問題が生じる。逆の影響も明らかである。もし，治療者がうつのときに日常生活の楽しい活動を増やすことができれば，患者の気分は改善し，うつ症状は減る。この問題に体系的なアプローチができれば，患者は否定的な生活上の出来事を埋め合わせられる程度に楽しい活動を増やし，さらに維持するために必要なスキルを身につけることができるようになる。そして，将来的にうつの頻度や程度を予防し減らすことができる。

上記のことを遂行するには，いくつかのスキルが必要である。はじめに，先に述べた気分のモニタリングを患者は学ぶ必要がある。患者が普段から気分のモニタリングができるようになれば，彼らは気分の浮き沈みを作り出しているかもしれない日常の出来事を探し出せるようになる。治療者の手助けがあれば，短時間で患者は出来事と気分の間の関係性を見つけられるようになる。

この理解は，次のステップにおいて必要である。つまり次のステップは，どんな出来事や活動が楽しいものであり，そうでないものなのかということを明らかにすることである。協同作業を通して，患者と治療者は日常生活で用いるのに実用的な楽しい活動のリストを作成していくが，現時点では患者によって作成されなくてもよい。この活動の中には，友達とコーヒーを飲むといったことから，役に立つ本を読む，地方の美術館を訪れる，近くの川沿いを歩くといったことなどがある。20個位の活動を挙げ，その中で患者が次の週にできそうな活動を10個位にしぼるよう質問していくのが良い。このリストができれば，患者は毎日できた数だけ記録をする。患者は日々の気分のモニタリングを継続し，次の治療セッションにその記録を持参する。図2に楽しい出来事を追跡するための書式を示す。

治療者は，グラフを作り，活動と気分の間に一致した変化があることを示し，

好ましい出来事の追跡

楽しい出来事	日にち						
	1	2	3	4	5	6	7
1. 読　書							
2. 公園でハイキング							
3. 友人とランチ							
4. NYタイムズのパズル							
5. 自然案内ハイキング							
6. 料　理							
7. ピアノの練習							
8. 新聞を読む							
9. インターネット							
10. 音楽鑑賞							
合　計							

図2 楽しい（好ましい）出来事の追跡

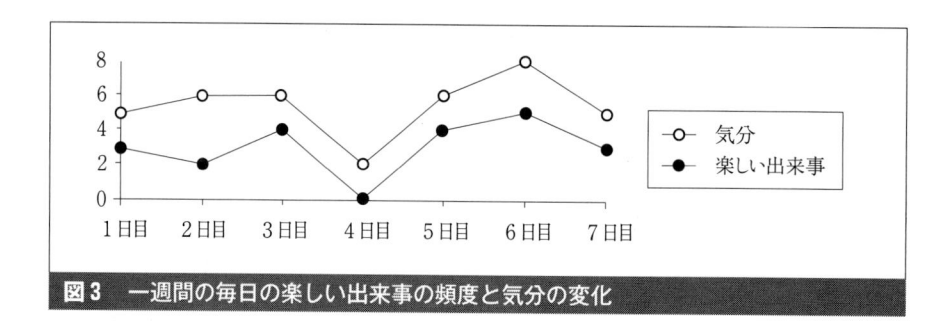

図3 一週間の毎日の楽しい出来事の頻度と気分の変化

セッションでの議論の焦点とする。図3に患者のグラフを示す。患者は即座に「なるほど！」と洞察し，自分の生活の活動の中で楽しさがいかに重要であるかを理解する。患者が「家にもちかえるメッセージ」として以下のことを挙げる。（a）ある種類の出来事が気分をコントロールする，（b）これらの出来事の多くはあなた自身がコントロールできる，（c）それゆえ，あなたは気分をコントロールできる。このメッセージがしっかり理解できれば，日常生活で楽しい出来事を増やすことが，持続的な問題解決につながるという基本原理が成立する。

基本的なスキル：注意すべきサインの早期発見

注意すべきサイン（警告サイン）あるいは差し迫ったエピソードの前兆を早期に同定するためのスキルを学習する。このスキルは特に差し迫った躁病エピソードを防ぐために役立つ（Lam et al., 1999）。このスキルの根拠は，最大限の力でエピソードを食い止めるよりも，エピソードに発展する前に防ぐ自己介入の方がずっと易しいところにある。警告サインを認知することは，双極性障害の患者にとって難しい。特に躁病エピソードのときは難しい。うつ病エピソードの場合，患者はしばしば「坂を滑っている」感じを報告する。つまり，彼らは本当の「どん底に到達」する前に，どん底に向かう感じをもつ。またそのサインは，患者が問題の深刻さに気づく以前に，日頃関わっている家族，専門家，非専門家などの他者には明らかにわかっている。一部の患者やその患者の治療プログラムを担う精神保健の専門家にとって，この状況はすでに大きな努力なしに戻すことはできなくなっている。

患者が確実に警告サインを早期に同定できるようになるには，警告サインの手がかりに関する検討のくり返しが必要である。患者が躁病あるいはうつ病エピソードに移行しそうなときに，最初に症状を同定することによって，このプロセスの良いスタートが切れる。症状チェックリスト（付録5，付録6）を用いることで，患者は4つの領域（感情，行動，認知，身体／生理）から症状を考えることができる。患者は個々にリストを作るが，通常同じような症状パターンがみられる。ここでやるべきことは，患者が，躁病およびうつ病エピソードに結びついている症状パターンの類似点と相違点を発見できるようになることである。これは，患者が経験するエピソードのタイプによって治療が変わるため重要である。また，このことにより，患者がエピソードに関連する行動の全体的なスペクトラムも検討できるようになる。患者は，単なる気分の変動というよりもエピソードが差し迫っているかどうかを判断することを学ぶ。たとえばいくつかのケースを

挙げると，レベルの高い実行例では，スケジュール帳に新たな約束を何度か書き入れたことだけで，エピソードの警告サインとなる。ある男性は，長い時間チャットルームで過ごしたときや，友人とのEメールの内容が自分の「本当の性格」を明らかにするといったことになったときに，自分に警告サインを発するようにコンピュータをプログラムしている。また，個性的で高価な外車に対する抑えきれない欲求があった人は，自分が新聞で外車の広告を調べ始めたらすぐにかかりつけの精神科医やケースワーカーに連絡することを学んだ。

患者が，先に述べた4つの領域の症状パターンについて上手く気づけるようになったら，次に最初の兆候と症状は何かということに焦点を当てていく。われわれは，BascoとRush（1996）が作成した症状チェックリストを用いており，このチェックリストは，エピソードの早期に現れる症状，エピソードが明らかに進行している段階で生じている症状，エピソードがもっとも重症な段階で生じている症状を，4つの領域それぞれで分類できる質問構成になっている。予兆となる前駆症状として気分や行動に早期に注意を向ける段階を作ることが，症状の進行をいかに抑えるかという方法を学ぶことになる。これは，特にグループ治療に適している。それは何人かが皆の前で話すことで，ほかのメンバーにとっても自分の行動において前兆となる特徴を早期に同定するのに役立つからである。以下に，グループ治療のセッションでの例を提示する。

臨床スケッチ
警告サインの早期発見

臨床対話：グループ治療における警告サインの早期発見

治療者：では症状チェックリストに戻りましょう。うつや躁になったときの症状を挙げることが難しい人はいますか？

グループメンバーは，症状について考えるのは難しくないと同意し，話し合いの間に言い忘れていた症状を付け加えることができた。

治療者：では，みなさんがうつや躁が始まる際の一番はじめのサインが何かについて考えていきたいと思います。
グループメンバー：私はずっとうつのままです。
治療者：なるほど。では，より強いうつを引き起こしていることを見つけてみましょう。何があなたのうつをより強めているでしょうか？（治療者はホワイトボードにキーワードを書く）この中で，あなたに当てはまりそうな，自分のリストにないものがあれば，書き込んでみましょう。
グループメンバー：十分に眠れていないことです。

グループメンバーはさまざまな要因をリストに挙げた。たとえば，孤立，体重増加，援助不足，イラつかされる忠告，予定通りではない服薬，否定的思考の連鎖を引き起こすことを聞いたり見たりすることなど。

治療者：わかりました。ではより強い躁を引き起こしている要因を挙げてみましょう。
グループメンバー：十分眠れていないことです。（グループメンバーが笑う）

治療者がホワイトボードに書いていく間，グループメンバーはキーワードを挙げ続ける。リストに挙がったことは，ストレス状況の反芻，切迫感，プレッシャーを制御できない感覚，重要なことにおけるトラブル，自分ができること・できないことについて人が言ってくること，予定通りではない服薬，変な考えをもつこと，何かしようとしたときに他人や何かが途中にいてイライラさせられることである。

> **臨床スケッチ**
> **（続き）**
>
> 治療者：はい，うつや躁をひどくさせるリストができました。続いて，より深いうつ状態や躁状態に入っていく際の一番始めのサインが何かを見つけていきたいと思います。リストにあることに注意を払うことで，以前よりも早く自分自身の中の変化を見つけることができるようになります。今週の自宅練習の中で，どのようにしていけばいいかについて何かよい考えを思いついた人はいますか？
> グループメンバー：はい。1つわかったことは，自分のリストに良い考えを付け加えることを続けると，物事をもっと早く見つけられるようになるし，いかに私たちに影響しているかも知ることができます。
> グループメンバー：それから，そういったさまざまな物事のレベルについて考えてみると，いくつかは気づかないほど緩やかに始まっています。自分に睡眠の問題が生じていると気づく以前にすでに睡眠の問題が生じているように。
> 治療者：良い意見ですね。ほかにありますか？
> グループメンバー：私が気づいていることよりも前に何か起こっているのだと思います。そういうふうに考えて探すのは役に立つんじゃないかと思います。
> 治療者：わかりました。では次週の課題は，リストに入れることを続けて探してくることと，気分が大きく変化し始める前あるいはし始めたときに起こっていることについて考えていくことにしましょう。症状リストに戻ってみると，われわれが挙げた特徴は明らかで，それらを見極めるのはそんなに難しくないでしょう。ただ，なかには私たちがすぐには発見できない微妙な早期的兆候もあります。ここでやっていきたいことは，明らかな症状を発見する前に，非常に早い段階で生じている兆候を見つけることです。私が先に示した早期症状，中期症状，終期症状のリストを見本として使ってもよいです。来週持参してください。それから，気分のモニタリングも続けてください。そしてセッションの間に一通り終えられるように，早期，中期，終期に生じる兆候のリストを作っておきましょう。

前駆症状の特徴的なリストの利用

　前駆症状の標準的なリストだけでは，患者の特有な前駆症状の手掛かりを見落とす可能性やでたらめに挙げることもあるため，自由解答式の面接の中で，患者は個人的に意味のある前駆症状を同定する必要がある。患者は次の領域，気分，行動，認知，身体的変化のそれぞれに結びついた前駆症状を同定するよう促される。患者が4つの領域でうつや躁状態の時に起きるそれぞれの特徴を整理するための書式を付録5に示す。これらが同定されれば，それぞれの特徴がうつや躁のエピソードの早い段階あるいはもっと遅い段階で起きているかどうかを判断するのに役立つ（Basco & Rush, 1996；Lam et al., 1999）。この課題のための書式を付録6に示す。エピソードの過程で生じる前駆症状が同定できれば，治療者と患者は，同定された前駆症状の微妙な変化を探し，解決するための協同作業に移ることができる。この分析においては，クロス分類された前駆症状を探すことが重要となる。たとえば，ある行動特徴（足踏みや指鳴らしなど）が何度も認められた場合には，その重要性が過度に見積もられる傾向がある。逆に，これらの行動的な変化を自覚しない場合には，正常な状態にないことも疑われる。これの評価の揺らぎは，また，緊張や不安を高めて，相互作用的に行動的緊張や歪んだ思考等の可能性をさらに高める。

　通常，多くの患者は進んだ段階（入院，精神病状態，非常に混乱した状態，非常に無気力な状態，精神運動遅滞状態）になると，病気の兆候を容易に認識することができる。患者は早い段階に兆候が認識できるようになることが求められる。

特に，気づかないうちに発症するうつについては，早期の兆候の認識が必要である。躁状態の早期の兆候は，うつ病エピソードからの回復の兆候として誤って捉えられる場合もあるが，比較的はっきりと同定される。たとえば，躁状態の前駆症状として「自分の思考がはっきりしてきた」という患者もいる。

理論的には，前駆症状は社会的状況に根ざし，深く結びついている。しばしば，家族，重要な他者や同僚は，患者を観察できる状況にあれば，患者が自分に起こっていることに気づく前に小さな変化を見つけることができる。患者自身も非常に早い段階での兆候や症状を同定できるようになる効果的な方法がある。この方法に先だって気分のモニタリングを開始し，過去のエピソードの重要な手掛かりを見つけるためのライフチャートを作る作業を患者に促すことはしばしば役に立つ。患者が過去のエピソードのさまざまな段階でいったいどのように考え，感じ，行動しているかについての質問は，この方法を個人の体験に沿ったものにし，具体的で詳細にするのに役立つ。躁およびうつに段階があるという説明は，重い躁とうつの兆候について探索することを患者に促し，さらには中期の段階で生じる特徴的な変化を同定するために治療者とともに探索していくことが可能となる。そして最終的には，エピソードの始まりにみられる早期的兆候を見つけることが可能になる。グループ治療では，個々のグループメンバーがホワイトボードや黒板で「早期－中期－終期段階の一覧」を完成させていくことがグループ課題となる。これは特にグループの凝集力を高め，グループメンバーが互いに教え合う機会となる。

社会的状況に深く結びついた前駆症状

基本的なスキル：コーピングプラン（対処計画）の促進

この治療のあらゆる段階で，個人的に意義のある適切な時に効果的に用いる対処方法を同定するための鍵が，患者との協同作業にある。双極性障害患者に対する効果的な治療アプローチにおいて鍵となる目標は，患者が躁病やうつ病エピソードが始まりそうな時に積極的な行動を取れるように，明確に現実的かつ具体的な対処計画を進めていけるよう援助することである。対処計画が効果的であるためには，計画が患者自身に当てはまっており，実現可能性の高い実際的な方法である必要がある。Lamら（1999）は，患者個人において固有の「再発サイン」があるため，対処方法は個別化されるべきであることを指摘している。対処方法を展開させ，治療による最大限の利益を得たければ，患者は治療に積極的に参加しなければならない。躁症状を積極的にコントロールするためには，患者は自分の症状（病気）について学び，保健・医療の専門家と以下のような協同関係を築いていく必要がある。(1)薬物療法のエキスパートになり，薬物療法についての判断に積極的に参加する。(2)鍵となる認知および行動を同定し，自己の気分をモニタリングし調整する。

対処方法を展開するには，過去にもっとも役立った方法について調べ，可能性のある方法のリストを作ることから始まる。治療者と患者は注意深くリストを検討し，成功の可能性と見込みに基づいてもっとも良い方法の優先順位をつけていく。対処方法の論理的根拠についての話し合いを行うために，われわれが患者に勧める心理教育用の教材がある。しかし，これらの心理教育用の教材は，個人化されたアプローチの代わりにはならない。治療者の中には，標準的な対処方法の

基本的スキル：コーピングプランの促進

リストを用いたことがある人もいるだろうが，繰り返しになるが，患者と一緒に対処方法を「発見すること」が望ましいとわれわれは考えている。この発見の過程や，実際に解決策を徹底的に試してみることは，患者が対処スキルの価値を信じるのに役立つ強力なツールになる。

基本的なスキル：セッションで，躁および軽躁の思考・行動に取り組む

軽躁病および躁病エピソードにある双極性障害の治療は難しい。臨床家は，精神症状の中で不安や抑うつといった否定的な感情を取り扱うことは慣れている。しかし，幸福，多幸，高いエネルギー，生産的，楽天的といった軽躁-躁状態は，精神症状としてきわめてユニークである。穏やかな状況にある軽躁病者は，創造的で生産的であるため，前向きな結果を得ることが多い。多幸的な躁病は魅惑的で，患者が「躁への依存」を示す行動を多くとることを，多くの臨床家は知っているであろう。

この躁病に対する空想的な思いが，不機嫌な躁状態や不安や抑うつが混入した混合状態への取り組みをしくじらせてきた。患者は躁の肯定的な面に注意を向けがちであるが，われわれの経験では，実際には，強い不安，不快な過活動，破局的な思考が混ざり合った混合状態であることが多い。残念ながら，軽躁および躁状態にある時，患者は快楽追求行動の危険に対する判断力が低く，その結果，情緒面，経済面，対人関係面で痛い思いをする。

軽躁病患者にとって，衝動行為によるリスクや否定的な結果に対する判断力の低下と過小評価は，活動性の亢進と相まって，大きなマイナスの結果をもたらす。短期の躁病エピソードの間に生じた経済面や対人関係面のダメージから広がったさらなるダメージは，完全に悲惨な状態をもたらす。

躁，軽躁の患者に対する面接方法

治療者は，軽躁あるいは躁が現れている患者に対する面接方法を工夫する必要がある。一般的には，こういった患者はイライラしており，易怒的，注意散漫，過活動的（しゃべりすぎる，人の話を聞かない等）な傾向がある。セッションの中で患者を落ち着かせ，過剰な刺激を避けることが重要である。表21に躁の患者との面接で役立つ方策を提示する。激しい躁病エピソードにいる患者と接する際に，非常に丁寧に注意を払うことが重要である。ある種の強制を強いる試みはしばしば患者の暴力行為を誘発することがあり，後々，関係した者に深い後悔を残す。

表21 軽躁病／躁病患者への面接方法

するべきこと	するべきでないこと
静かに座る	あまりに接近して座る
急な動作を避ける	扉から離れて座る
個人のスペース（場所）を保つ	議論や討論をする
ソクラテス式質問法を用いる	患者に挑んだり対決する
おだやかなトーンの声で話す	批判的になったり羞恥的になる
ゆっくり話す	講義する
開かれた質問を用いる	すべきことを患者に言う
協力的な姿勢で患者に関わる	躁の「エキスパート」になる
「座って話すこと」を勧める	

軽躁状態の評価を援助する

軽躁の危険性を判断するのに役立つ有力なツールは,「証拠の重みづけ」による介入である。軽躁の可能性や完全な躁への発展を防ぐ取り組みを行う際の臨床的な問題は,軽躁病患者はとりわけ対決されている,挑まれていると感じる場合にイライラしやすいということである。治療者はこのイライラした軽躁状態にある患者とともに,しっかりと協同的なアプローチを行っていくことが非常に重要である。同時に,これは患者が躁の危険性を同定し,軽躁状態をコントロールする方法を習得するための絶好の機会でもある。理想的には,治療者は患者が寛解している時に患者の警告サインのリストを作っておき,このリストを使って,軽躁のリスクを一緒に再検討する。

基本的スキル：軽躁状態の評価を協同的に援助する

臨床スケッチ
患者の軽躁の危険性の評価を援助する

32歳のアジア系アメリカ人女性は双極性障害のグループ治療のセッション4に参加している。彼女は昨夜,3時間しか眠れていない。彼女は,他のグループメンバーからフィードバックを受けても,自分が躁状態になるリスクを否定している。そして彼女は,実際,不眠がうつと戦う助けになっていると主張している。しかし,彼女は自分が躁状態かもしれないことを検討することは同意している。

治療者：あなたは,何かやらなければみたいなプレッシャーがあって眠れないと言いましたが,それで合っていますか？ 聞き違いはありませんか？
患者　：ええ,合っています。
治療者：あなたは躁や軽躁については心配ないと言うのですね？
ほかの患者：私は眠れなくなると,イライラして軽躁になります。そして本を1冊書けそうに感じます。
患者　：そう,あなたも才能を見出したのね。先週,徹夜が続いて私の体の何か化学物質が変わったように感じました。
治療者：それは非常に大事なことですね。その状態が,正常な気分の範囲になるのか,それとも何かほかの状態なのか,考えてみませんか？
患者　：そうですね,私は少しイライラしています。(軽躁状態の症状)
治療者：わかりました。(黒板の所へ行き書き込む) では「軽躁ではない」という根拠と,反対に「軽躁である」という根拠を探してみましょう？ そのためにこれから一緒に作業してみませんか？
患者　：わかりました。
治療者：あなたが大丈夫だということ,つまり軽躁ではない根拠を探してみましょう。
患者　：私は少しだけイライラしています。
治療者：それはおそらく,軽躁の症状の1つだと思いますが,どうですか？
患者　：でも,私は買い物をしすぎたりはしていません。
治療者：大丈夫だという根拠は,ほかにありますか？
患者　：はい,私は買い物をしすぎてはいましたが,それを半分戻しました。
治療者：ちょっと混乱してきました。それは,「軽躁」の症状で買い物をしすぎで,別の(軽躁でない)状態で戻した,とすべきでしょうか。(グループメンバーから笑いが出る)
患者　：私はいつもよりポジティブで楽観的に感じています。それから,うつの時には自覚しなかった強い考えを今感じています。
治療者：今,おっしゃったことはすべて軽躁である根拠になりますね？ それは正常な気分の状態によるものですか？ つまり,いつもあなたは常に楽観的で前向きに感じていることですか？
患者　：そうですね,私の話はちょっと回転が速いですね。
治療者：では,あなたが軽躁状態かもしれないという根拠はどうでしょうか？

臨床スケッチ：軽躁の危険性の評価を援助する

> **臨床スケッチ**
> （続き）
>
> 患者　：イライラしていることがサインですよね？
> 治療者：そうですね，それと，買い物のしすぎもそうだと私は思います。あなたが物を半分戻したことはそれとは「反対の根拠」ではあるけれど。
> 患者　：より常識的ということでもあると思います。
> 治療者：ほかにリストに入れるものは何かありますか？　夜4時間，寝ていることについてはどうですか？
> 患者　：はい。
> 治療者：これは出揃いましたか？　では，この時点で，これらの根拠をどう評価しますか？
> 患者　：正常と軽躁の間にあるということになるでしょうか？
> 治療者：なるほど。ではこういう質問はどうでしょう。あなたは100％正常な気分の状態で，軽躁状態の可能性はまったくないということですか？
> 患者　：私は，正常な気分と，軽躁気分の間にある，ということが100％確信できます。
> 治療者：わかりました。では今，すべきことが何かありますか？　もしあなたが100％確信できていないなら，それは今すぐに行動することを考える必要があるというサインです。

軽躁を標的とした対処方法の応用

軽躁を標的とした対処方法の応用

　われわれは，経験的に軽躁や躁の行動に対して行動上の治療戦略が効果的であることを理解している。この治療戦略は，否定的な結果に結びつく可能性が高い衝動行為を押さえ，躁や軽躁に関連する超楽観的な誇大思考を制御する目的がある。しばしば認知的技法や行動的技法が組み合わせて用いられる。表22に患者を手助けするための治療的技法を，BascoとRush（1996），Lamら（1999），Newmanら（2002），Miklowitz（2002）らの文献から抜粋して示す。

軽躁状態に対するツールボックス：行動的技法

> **表22　軽躁状態に対抗するための行動的技法「ツールボックス」**
>
> - 軽躁症状のモニタリングを増やす
> - 医師への連絡や頓服薬を準備することを勧める
> - 活性化される状況を避ける——患者が刺激となる場面や人物を回避する計画を援助する
> - 患者と家族に「距離を置く」ということを教示する
> - 優先すべき課題のリストを作る（Basco & Rush, 1996）
> - リラックスするための3つの方法を考える
> - 不眠を解消する
> - 軽躁をストレスとして捉え直し，「ストレスへの対処法」を再検討する
> - 落ち着くようにし，活動を控える
> - 48時間ルールを使う（Newman et al., 2002）
> - 行動する前に2人の友人に尋ねる
> - 「もっと座って，もっと人の話を聞く」（Newman et al., 2002）

軽躁状態に対するツールボックス：認知的技法

> - 根拠について再検討する——躁状態のサインを再検討するためにソクラテス式質問を用いる
> - 患者の「躁のワークシートの兆候（寛解時に予め作成した）」について再検討する
> - ロールプレイで立場を入れ替わり，衝動に対して患者が論じられるようにする
> - 衝動行為を振り返るためのメリット・デメリットリストを使う
> - 起こりうる否定的な結果を再検討する——患者と協同してブレインストーミングを行う
> - 患者の躁・軽躁の兆候のモニタリングを促すために「実証可能なテスト」を提案する
> - 前もって作成した「対処プラン」を再検討する
> - 患者の過剰な肯定的予測（「すべて素晴らしい結果になる」と未来を予測する）および感情的な理由づけ（「私は宝くじに当たるに違いないわ。なぜなら今日はとてもラッキーだと感じるから，負ける訳がない」）に挑むのを手伝う

4. 治 療

> **臨床スケッチ**
> **軽躁患者との面接「私は本当に良い状態だ——私は負けるはずがない」**
>
> M氏は先週，非常に大きなエネルギーを使って，プロジェクトの遅れを取り戻すために夜遅くまで残業したことに気づいていた。彼は自信やエネルギーが増してきたことを楽しんでおり，非常に生産的だと感じていた。しかし，睡眠に問題があり，ときには2，3時間しか寝ていなかった。次の日の夜，帰宅途中，彼は小さなバーに立ち寄り，気持ちを落ち着かせるために少し飲んだ。彼はバーにいた積極的な女性にすぐに気づき，彼女と会話を始めた。彼女はチャーミングで利口そうに見えた。
> 次の日，彼は同僚に対していつもより気が短くなっていると気づいた。次の夜，彼は妻に対してとてもイライラし，彼女が自分の会話に「ついてくる」ことができず，自分が言うことも理解していないことに不満を感じた。彼の精神状態ははっきりと働いており，自分は「良い状態」だと感じており，リチウムを服用する必要性に対して疑問に感じていた。実際，彼は刺激的なアイデアをたくさんもち，自分が正しいことを上司と議論したがっていた。「これは正しいこと」と，彼は自分に対して感じており，自分の見通しが本当に良いものだと感じていた。

臨床スケッチ：軽躁患者との面接

患者にやる気があれば，「立場を入れ替わって行うロールプレイ」(Newman et al., 2002) が非常に役立つ。この方法では，治療者が患者の役割をし，治療者役になった患者が，患者役の治療者がもつ軽躁行動のリスクについて探索する。グループ治療で行う場合，グループメンバーが（治療者役の）患者にアイデアを提供することはまれではない。そしてロールプレイは，誰かが軽躁行動を引き込まれそうな場合に，損益のバランスシートの意見をまとめることに役立つ。「48時間ルール」(Newman et al., 2002) とは，もしそれが現時点で良いアイデアとしたら，48時間の間ずっと良いアイデアでありつづけるだろうかということを治療者とグループが示すものである。「で，時間がたって改めて良いアイデアそうですか？」。目標は患者がペースを落とし，むちゃで衝動的な決定を避けることである。「先ず2人の友人に尋ねろ」というテクニックは，患者がアイデアを実行する前に，信頼できる2人の友人に意見を尋ねることを意味する。さらに，この介入の目標は，患者が衝動的すぎる目標主義的行動を行う前に，落ち着いてフィードバックがかけられるようになることである。「もっと座ってもっと人の話を聞くこと」(Newman et al., 2002) は，フィードバックや対人関係的・社会的な面の重要性に注意を払い，過活動，衝動性，行動志向のスキーマをコントロールすることを意味する。

表23に挙げたいくつかの技法は，ある男性M氏に役立つであろう。彼が「非機能的思考記録」やそれを使っての認知再構成にも慣れているとしたら，表23, 表24で強調しているアプローチが有効になるであろう。最初のステップは，M氏が自分の考えに思考の誤りがあるかどうかを検討することである。治療者は思考の誤りがM氏によって同定されるように，ソクラテス式質問（訳注：「治療者が質問をすることで患者の気づきを促すような面接技法」）を用いて協同的に作業する。彼は，なかなか思考の誤りに気づかない場合もあるだろうし，また提示されてもまったく否定することもあるだろう。しかし，思考の誤りである根拠とそうでないという根拠を熟考するよう求められると，M氏はセッションで得た情報を適用し，自分の考えを再検討することができる。

患者が思考の誤りの可能性に気づいたら，建設的なチャレンジを進めることが

軽躁における認知の誤り

表23　軽躁における思考の誤りの同定

予想される肯定的な結果	思考の誤りの可能性
「私は本当に上司を感動させる」	過剰な肯定的予測
「私は負けることはない」	リスクの過小評価
「これは本当に優れたことだ。私は昇格するだろう」	他者の反応の読み間違い

軽躁的思考へのチャレンジ

表24　軽躁的思考へのチャレンジ

予想される肯定的な結果	チャレンジ
「私は本当に上司を感動させている」	もしそれが本当に良い考えであったら，始める前に24時間待ってみても大丈夫でしょう
「私は負けることはない」	同僚とこのことについて話し合い，フィードバックをもらっていますか？
「これは本当に優れたことだ。私は昇格するだろう」	上司があなたの考えに賛成しない可能性はありませんか？　あなたがハイテンションになっている警告サインはありませんか？

可能になる。表24では，患者の軽躁思考に対するいくつかのチャレンジを提示する。

これから何をなすべきか

次の事例では，気分変動のモニタリング，症状の同定，対処計画の展開が，重症なエピソードをどのように予防するかということを示す。

臨床スケッチ：精神病的エピソードに対する対処技法の応用

臨床スケッチ

症例ビル——精神病的エピソードに対する対処技法の応用

ビルは40歳の白人男性である。彼は18歳のガールフレンドと一緒に住んでいる。ガールフレンドは，彼に対して経済的・精神的援助をしている。ビルはこれまで短期間の職歴はあるが，現在は働いていない。過去5年間のうちに5つの仕事に就いており，どの仕事も平均6カ月で辞めている。現在の問題としては不安感と圧倒された感じを挙げ，治療に対する動機として，躁病エピソード以外でも，楽しく，理路整然と，すがすがしく，洞察的になりたいということを挙げた。彼のパートナーは治療に対してサポーティブで，彼が作った対処計画に関わってくれた。ビルの治療目標を表25に示す。

ビルは1981年，17歳時に初めて双極性障害と診断され，「高校生活のストレス」がきっかけによるものとされた。もっとも新しい精神科入院は2003年7月で，精神病症状を伴う重症な躁病エピソードであった（誇大妄想を伴う）。このエピソードは薬物療法の変更やストレスが誘因と考えられた。

父方の家系に双極性障害の家族歴がある。現在の治療は，1カ月に1回の外来薬物治療，バルプロ酸（2000mg），オランザピン（最近20mgに増量，頓服）の投薬および，1週間に1回の双極性障害のための外来グループ治療に参加している。

ビルと一緒に行う治療的作業は，躁の症状・兆候を早期に同定し，モニタリングを行い，再発のリスクを上げるストレスフルな場面に気づくことに焦点を当てた。ビルは，数週間に渡って，BascoとRush (1996) が提示している気分モニタリンググラフを用いて毎日定期的な気分のモニタリングをすることを始めた。気分のモニタリング表に大体0〜＋2の範囲で記録し，正常範囲で正常な気分あるいは少し上昇した気分があることを示していた。加えて，ビルは過去のエピソードから「赤旗」と名づけた早期の警告指標を取り入れ，軽躁症状の始まりを同定するための特定の対処技法を検討した。

> **臨床スケッチ**
> **（続き）**
>
> ビルは次のような軽躁病・躁病エピソードの早期の警告サインを明らかにした。
> - より緊張感が強まり，トラブルに身を投じる
> - ストレスを感じる
> - 睡眠不足が始まる
> - いつもと違う考えや感じ方が始まる
> - 秘密主義になり，パートナーにその考え方や感じ方を隠す
>
> ビルは軽躁病・躁病エピソードに対する以下の対処計画を展開した。
> - 深く呼吸し，服薬する
> - 大切な人に話しをする
> - 医師に連絡する
> - 薬物を変えてもらう
> - 活動性を重視する
> - ゆっくりする：高速道路をドライブしない，ほかのドライバーに反応しない
> - 過剰刺激を避ける：議論や反芻を回避する
>
> 治療プログラムの数週間の間に，ビルは活動性のサインが増え始めたことを実感し，家を売ることや，差し迫った転居に関する課題をやり遂げるようにガールフレンドからプレッシャーを感じていることへの不満を述べた。1週間グループ治療を欠席した後，ビルは戻ってきて今週「混合した躁病エピソード」があったことを報告した。そのエピソードの間，彼はいつもと違う異常な思考（「私のコンピュータのファイルは特別に重大な方法で構成されている」「私は壮大な計画の一部に入っている」「私は妻を真に理解している」）を経験し，非常に浮足立ち絶えず落ち着かない感覚を経験していた。彼の気分グラフは＋4〜＋5の範囲まで急上昇し，重症の軽躁・躁症状を示した。
> この間，ビルは，ガールフレンドとコミュニケーションを取ることができ，医師に連絡することもできた。その結果，追加の薬物を投与され，入院を要する程の完全な躁病エピソードに至ることはなかった。これはビルが重症の精神病状態に陥ることを回避できた初めてのエピソードであった。
> 今回のエピソードにおける転帰に関連したことを再検討してみると，ビルはほんのわずかではあるが非常に重要な変化を実行した点である。彼は日記にこう書いていた。「今回はこれまでと違い，私はエピソードを隠さなかった。」ビルは秘密主義にならずに，自分の思考の変化をガールフレンドに知らせることができ，入院する前の初期段階で医師に連絡した。すなわち，今回のケースは，対処計画の中に取り入れられている慎重なモニタリングと，わずかではあるがある行動変化が，双極性障害のエピソードの結果に対して重大な影響を与えたことを示している。

> **表25　双極性障害のグループ治療におけるビルの治療目標**
>
> - 気分・病気について他者へ開示
> - 気分の波に対する自己認識
> - 他者に自己主張する問題
> - 偏見の恐怖を克服
> - 雇用の問題

臨床スケッチ：警告サインの同定

混乱からの脱出

臨床スケッチ：治療目標の同定

基本的なスキル：社会的な日課の維持や不眠に取り組む

　決められた日常生活がうまくできなくなることは，多くの双極性障害患者にとって大きな問題である。あるライフイベントが，睡眠の問題や日課の重大な乱れを引き起こす思考や行動の変化のきっかけとなっているか，あるいは日課の乱

基本的スキル：日課の維持や不眠への取り組み

れが睡眠の問題の増加を引き起こしているかを，患者自身が因果関係を確かめるのは難しい。しかし，ほぼ例外なく，近いうちに重大なエピソードが生じることの指標として患者が挙げる最初の症状は睡眠問題である。そのため，睡眠や日課の安定性を調整することは，きわめて重要である。対処計画の中でほかの技法を用いていたとしても，もし睡眠や日課の安定の必要性が認められた場合には，重視する必要がある。

基本的なスキル：うつ病エピソードに対する対処計画の応用

エビデンスに基づいたうつ病エピソードに対する多くの対処方法は，過去30年以上にわたって多くの文献に示されている。もっとも明確なエビデンスに基づいた大うつ病エピソードに対する心理学的介入は，認知療法，行動療法および対人関係療法である。4.3項「効果と予後」では，双極性うつに対する心理学的治療方法の効果について，エビデンスの再検討を行っている。しかし，うつ病の治療におけるすべての効果的なアプローチについて詳細な検討を行うことは，本書の目的を超えている。

1979年，Beckらは，認知・行動的技法を詳述した最初のうつ病への認知行動療法マニュアルを発表した。それ以降，基本的な方法や技法は洗練されてきているが，この優れたマニュアルにまとめられた中核となる方法の多くはいまだに保たれており，統制された臨床試験で検証され，「アップデート」されている。

うつ病エピソードに対する心理学的治療の包括的な検討は，本書の目的を超えているため，簡潔に示している。思考記録，認知の誤り・認知の歪みの再検討，活動計画のような行動的介入の利用，楽しい出来事の計画および自宅練習といったような特有の技法の多くは，別の項でも示している（4.1.5項）。より詳細な情報を必要とする読者は，5章を読み進め，巻末に挙げている簡単に入手できる手引きや教育方法を参考にすると良い。

4.1.6 治療の最終段階：治療で得たことをどう維持するか

最後の3，4週間のセッションは治療の終結に当てるべきであり，治療で得た利益をどのように維持するか，突然生じるストレスフルな出来事を小さくするように生活管理の問題をどう改善していくか，ということを扱っていく。双極性障害は慢性的な経過を呈するため，現在利用できる増強療法も限られており，再燃や再発を防ぐことは難しい。Marlattら（1996）によって作成された再発予防のガイドラインでは，将来のエピソードを減らすための方法が強調されている。最終段階の期間，治療者と患者は学んできたことを振り返る。再発の可能性に議論の焦点を当て，特に，どのような場面がエピソードを突然発症させ，これらを見越して本格的なエピソードの危険性を小さくするために患者が何をすればよいかを話し合っていく。すなわち，差し迫ったエピソードを回避する，あるいは進行を止めるために，どのような場面で，どのようなスキルを適用すればよいかを話し合う。

4．治　療

　毎週行われたセッションを終了することは，ときに患者にとってストレスになる。そして終結があまりに突然である場合，その変化がエピソードを突然引き起こすこともある。正式な毎週の治療セッションの終結において，患者が治療的関係から離れ，治療で学んだ気分の波と闘い，予防するためのツールを自分で使うようになるために，何回かのブースターセッションを隔週で設けることを勧める。ブースターセッションは患者が自分の新たなスキルをどのように使っているかをみる「確認」の時間として設ける。もし可能であれば，8～10カ月間にわたって月1回，継続的な確認セッションを設けると，患者がスキルを強固にし，再発や再燃の危険性を小さくするのに非常に役立つ。最後のセッションでは，患者と以下の点について話し合う。（1）治療終結が意味すること，（2）治療を通してより役に立ったこと，あるいは役に立たなかったことについての考え，（3）人として治療者について感じること。これらの問題について直接考えることは，より前向きな終結を生み出し，非常に大切な終結の感覚を，患者にもたらす。終結への問題に焦点を当てた思考記録は，治療で得た利益を維持する助けになる。

維持治療ガイドの応用

　「維持治療ガイド」は，治療者と患者が一緒に作るその個人に特化したガイドラインで，スキルの総括や将来起こりうる問題に対する準備によって，治療で得た体験を強化する。普通，最終のまとめのセッション前に，このガイドを作るために3回のセッションを行う。セッション中にこのガイドの作成を開始し，完成させるか，完成できなければホームワークとする。

1．学んだスキルを振り返る

　維持治療ガイドは治療を通して学んだスキルを患者が振り返ることから始まる。患者には以下のように伝える。「維持治療ガイドの準備を始めるために，あなたが今後，気分の波を回避するために役立ちそうだと思う治療で学んだスキルについて挙げてみましょう。これまで学んだすべてのスキルについて，数分間考えてください。そしてあなたが治療の中で学んだスキルを，認知的スキル，行動的スキル，対人関係的スキルに分類して挙げてみましょう」

2．ストレスになりそうな場面を同定する

　患者に，症状を悪化させ気分変動をもたらすことが起こりそうな場面について考え，リストを作るよう求める。たとえば，「今後，エピソードを生じさせそうな思考，感情，行動を誘発する危険が高い場面として，どのようなものがあるでしょうか？」といったことについて考える。今後，突然エピソードに陥り生活を崩壊させるような場面があるかもしれない事実について，じっくりと考えるように促す。患者にはこう伝えましょう。「今が，そういう場面や出来事について考え，リストを作るのに良い時間です。そうすることで，次に巡ってくる状況に対して，あなたが治療で学んだツールを用いていかに異なった取り組みができるかがわかります」これに関連する事例をいくつか挙げて，以下のようにコメントします。「これらの出来事はストレスフルなものですが，あなたが準備をすればエピソードに陥るようなことはありません。あなたは，ここで学んだツールを使うことで，ストレスを解消し，生活の安定を保つことができます。（a）治療終了後に生じるかもしれない出来事や場面，（b）あなた

――――
再発防止：維持治療ガイドの応用

再発防止：治療で学んだスキルの振り返り

再発防止：潜在的な誘因あるいはストレスフルな場面の同定

の人生を崩壊させ，うつ病あるいは躁病エピソードに陥らせる原因となるかもしれない出来事や場面，この2つについてあなた自身のリストを作ってみるとよいでしょう。"自分の考え，感じること，行動を混乱させ，アップダウンの波をもたらすような危険が高い場面はどのようなものがあるのか？"自分自身に問いかけてみましょう」

再発防止：対処方法の同定

3．ストレス場面に適した方法を同定する

リストが作成された後は，患者に（最初に作ったリストから）それぞれの場面で役に立つ特定の認知・行動的スキルについて考える。「あなたが以前に挙げたリストの中から，それぞれの場面に役立ちそうなスキルについて考えてみましょう。」グループ治療の場合でも，治療者やほかのグループメンバーと話し合い，患者が挙げた役に立ちそうな考えを追加してメモすることができるため，グループセッションでこの過程を行うことは有効である。患者はホームワーク課題としてこの作業を続け，追加ポイントは次のセッションで付け加えられる。

再発防止：警告サインの認識

4．早期の警告サインを認識する

再び気分の変動が起こり，放っておくとさらにひどい状態になることを知らせる早期の警告サインについて話し合う。ここでの目標は，何をするか，誰を呼ぶかというような非常に明確で具体的な行動計画を立てることである。患者は過去のエピソードについて考え，エピソードが進行するときや始まるときのもっとも重要な指標を同定するよう試みる。患者が，警告サインだと考える行動や反応のリストを作ることは有効で，今後そういったサインに敏感に注意を払い，建設的な行動計画をすぐに立てるようになる。

治療者は，患者が今後生じる問題に対して準備することが大切であることを思い出させるように導く。以下の会話はその話題を伝えるものである。

「あなたの"早期の警告サイン"について知ることは，あなたの健康を維持するのに重要なことです。今後，否定的な出来事は起こりますが，そういった出来事に対応するための対処計画を実行することでうまく乗り切れるでしょう。しかし，ある理由で，あなたがもっているツールがうまく適さず，気分変動を防ぐことができない場合があるでしょう。最大限の努力をしても，こういったことは起こりえます。恥じることはありません。あなたにとって大切なのは，あなたがその状況に対応できないとわかったということを認識することです。そうすれば，あなたは状態がさらに悪化する前に専門的な援助を得ることができます。もちろん，その答えは人それぞれによって違います。もっとも新しいエピソードを振り返って，あなたの症状が何だったかを思い出すことは有効です。主として，食事，睡眠，エネルギー水準に問題がありましたか？ あるいは思考スピードの加速や自分は無敵だと感じることがありましたか？ 気分に関して悲しさ，怒り，不安，孤独を感じていましたか？ あなたの"機能"はどのようでしたか？ ここでの目的は，重大な気分変動の伝達にどの症状が関連するかを明らかにすることです。これらの警告サインを挙げることは有効で，あなたは今後の出来事に対してより敏感になることができます。そして，すぐに行動をとることを学ぶのに役立ちます」

最後に，このような起こりうる今後の問題について話し合うことは，適応に

失敗することについての偏見を最小にし，必要なときにより素早く助けを求めるといったことをすすめる手助けとなる。

5. 早期の警告サインが生じたときにすべきことを理解する

警告サインが現れた出来事に対して，なすべきことの詳細を示す具体的に練られた計画をもつことは重要である。誰が患者に連絡をするのか？ 適切な助けが得られない場合，代替となる良い計画は何か？ など。行動計画の中に組み込まれているこのような質問に対する的確な答えは，治療の終結アプローチや長期的維持治療を開始する際に，治療者と患者の両者にとって役立つ。そして最後に，ホームワーク課題の中で発見したことや，治療の過程の中で患者が見出した重要な治療要素を思い出したり，書き込んだノートやワークブックなどを定期的に見直すことを勧めるとよい。

4.2 作用機序

この項では後述するエビデンスに基づいた治療戦略の作用機序仮説を概観する。
- 標的を絞った心理教育と疾患管理の戦略
- 活動と気分のモニタリング
- 対人・社会リズム療法
- 家族に焦点を当てた治療
- 認知行動療法的アプローチ

4.2.1 標的を絞った心理教育と疾患管理の戦略

心理教育と疾患管理的な戦略は，患者に精神疾患の特徴と原因についての情報を与え，治療（薬物療法を続けることを含む）を維持する明確な理論的根拠を与え，効果的な自己管理スキルを発展させることを援助し，新しいエピソードの兆候を同定し，再発時の計画を立てるようにデザインされている。理論的根拠としては，治療，特に薬物治療のコンプライアンスを改善すること，患者が防御的な対処方略を同定することやリスクの高い行動（薬物療法のノンアドヒアランス，依存性物質の使用，他者や家族との過剰な葛藤，衝動的な意思決定など）を減らす手助けをすることによってストレスとなる状況をマネジメントする援助をし，将来のエピソードの再発を改善するというものである。

作用機序：心理教育

4.2.2 活動と気分をモニタリングする

行動と感情状態のモニタリングは，認知行動療法の基本である。前述したように2つのよくデザインされた大規模ランダム化対照臨床試験（Colom et al., 2003；Lam et al., 2003）で，気分のモニタリングと前駆症状の同定が，双極性エピソードの再発を有意に減少することが明らかになっている。モニタリングは，

作用機序：モニタリング

訴えから予想される緊急事態を意識するような情報を患者自身に与える。これは，どうして，どのように治療的な修正を行うかの最初の意思決定ステップである。前方視的および後方視的モニタリングは，国立精神保健研究所（NIMH：National Institute of Mental Health）で開発されたNIMHライフチャート法（NIMH-LCM）に組み込まれている。これは，患者と治療者が評価と治療の目的で行う双極性障害の縦断的経過のモニタリングに役立つ。疾患の経過の見取り図を作ることは，前方視的にも後方視的にも心理社会的ストレスや薬物アドヒアランスの過去のエピソードにおける役割を明らかにし，治療へのアドヒアランスを強化する協同的実証的アプローチを発展させる（Post et al., 1988）。

多くの公表された臨床試験の結果から，感情障害，特に双極性障害の患者における気分のモニタリングの効果を実証する結果が得られている。たとえば，臨床モニタリングの形式は多くの研究者によって双極性障害の臨床試験において鍵となる介入として組み入れられている（Frank et al., 1997；Lam et al., 2003；Colom et al., 2003）。NIMHの基金による多施設研究 STEP-BD の主任研究者の Sacks は，ハーバード気分障害プログラム（http://www.manicdepressive.org/tools.html）のウェブサイトで，主要な臨床ツールの1つとして気分のグラフ表示を提供している。

最近行われた2つの大規模な無作為化対照試験では，前駆症状の早期の同定と社会的リズムの安定性の維持に焦点を当てた治療を受けた双極性障害患者は，標準的なケアを受けた対照群と比較して有意な改善がみられることを明らかにした（Lam et al., 2003；Colom et al., 2003）。特に Colom らの研究は非特異的な治療効果をコントロールするために対照群にプラセボ治療を行っている。この研究では2年間のフォローアップ期間において再発率に有意な差があることを証明した。すなわち対照群の92％が再発したが，心理教育群では67％の再発に留まった（$p < .001$）。さらに，心理教育群が，エピソードの総数は有意に少なく，生存分析による再発までの期間も有意に長かった。一方，Lam らの研究では，前駆症状のモニタリング，特異的な対処戦略の開発，社会的リズムの安定性の促進を含む特別な認知行動療法を施行した群で，研究期間の12カ月間のエピソード数が有意に少ないこと，エピソード期間が短いこと，そして入院回数が少ないという結果が示された。また，認知行動療法を受けた群では明らかに躁症状の変動が少なく，躁症状に関連した対処行動の改善がみられた。この治療メカニズムは，前駆症状および日常的な仕事やリズムの混乱のモニタリングを援助し，効果的な行動や認知的対処戦略を同定することを支援することによると考えられている。

4.2.3 双極性エピソードを促進する社会的リズムの中断

作用機序：社会的リズムの中断

複数の研究者が，双極性障害に至る主要な生物学的経路は個人のサーカディアンリズムの乱れが関与し，特に双極性障害患者はこれらの乱れに敏感であるという仮説を提唱している（Lam et al., 1999；Frank et al., 2000）。Malkoff-Schwartz ら（1998, p.702）は，どの程度の社会的日常生活やリズムの乱れが躁的または抑うつ的な双極性エピソードへの引き金として働くかについて研究し，睡眠，食事，活動といった社会的日常生活は，サーカディアンリズムを決めるのに促進的に働

くことが示唆された。また，発症前8週間以内の社会的日常生活を乱れさせる出来事が，躁病の発症と強く関連することを明らかにした。これらの脆弱性をもつ患者にとっては，脆弱性をもたない人達のようにはサーカディアンリズムの不安定さを自己調整できない。よってこの乱れは睡眠／覚醒サイクルの脱同期や脱同調を増加させ，さらに身体症状をもたらし，徐々に躁病やうつ病エピソードの発症につながる（Ehlers et al., 1988）。

4.2.4 家族に焦点を当てた治療

先述したように，双極性障害の家族療法的アプローチは，統合失調症の再発や再入院に関する家族の陰性感情表出（EE）の研究結果から発展してきた（Miklowitz, 2004）。双極性障害の家族療法は家族の葛藤や苦悩を軽減させるために，心理教育，コミュニケーションスキル・トレーニング，家族成員の問題解決技能を発展させることに力点をおく。家族に焦点を当てた治療は，双極性障害の生物学的・遺伝的脆弱性の役割を認識した上で，環境因子を加味したストレス脆弱性モデルを提案する。このアプローチの基礎にある主な仮説は，家族環境のストレスを減じることが，双極性障害の再発を遅らせ，症状を最小化し，予防することができるというものである。

作用機序：家族に焦点を当てた治療

4.2.5 認知行動療法アプローチ

前述したように，認知行動療法（CBT）は大うつ病エピソードに対する明らかな効果が示されている（Beck et al., 1979；Barlow, 2001；Lambert, 2004）。この治療仮説は，患者の情報処理システムに偏りがあり，その偏りが出来事の解釈をネガティブな方向に誤らせるため，患者はうつ病エピソードに対して脆弱となるというものである。認知モデルでは，思考，感情，行動は相互的な関係をもつとみなされ，思考あるいは行動に変化を起こす介入は相互的な効果を感情にもたらすと仮定している。たとえば，ネガティブな思考（「私は無能だ——私はこれをすることができない」）は行動（あきらめる，試みない，課題を回避する，孤立する，退く）の変化につながり，それはさらに落ち込みを増加させ，自尊心を低下させる。自尊心の低下は，自己批判的な思考（「私は負け犬。私はこんな簡単な課題すらできない」）や無動や気分の低下を引き起こす。

双極性障害の患者において，抑うつに加えて，CBTは歪んだ軽躁的思考や危険度の高い行動を標的とする。軽躁的思考は，危険を過小評価し，危険をおかし，楽しみを求める行動をとりやすく，ポジティブな報酬の可能性を過大評価するという歪んだ誇大的な信念に基づいている。行動面では，軽躁状態の患者は行動に移しやすく，待つことが困難である。CBTの戦略は，これらの行動（「ここまで我慢してきたが，上司にいやな奴だと言う」）と関連した高いリスクのある認知（「それはすばらしく良い結果となるだろう」）を標的とする。患者が高いリスクのある衝動的な行動と歪んだ認知に挑戦するのを手助けすることは，衝動的なリ

作用機序：認知行動療法

スクをとる行動に対抗する力となり，深刻な害が起こる率を減じるという仮説に基づいている。加えて，CBT は薬物療法のアドヒアランスの重要性を付与し，患者の薬物療法についての歪んだ信念（「薬物依存者になってしまう」「創造的な才能を失ってしまう」「私は絶望的な汚名をきせられる」「薬物を摂取することは病気であることを意味する」）を改善しようと試みる。Newman ら（2002）は，知覚，情報処理，信念体系，判断などの認知的な歪みが，疾患のエピソードを持続させる主要な要因と結論づけている。治療は患者の信念，特に長らく持続するスキーマ——患者の出来事の認知的処理を一定の方向に向ける中核的な信念（躁病やうつ病エピソードに対する患者の脆弱性を増加させる）——を修正することを目標とする。これらの認知的脆弱性の修正が，より効果的な対処能力・問題解決を発展させ，ストレスへの脆弱性を軽減し，躁病およびうつ病エピソードの悪循環が続くことを防ぐという仮説による。さらに，この治療アプローチは，躁病および軽躁病期における衝動的行動を遅らせるのを支援する行動的介入を含んでいる。

4.3 効果と予後

この項では，よく統制された無作為な割り付けの研究結果に基づいて，再発防止の戦略を含む心理社会的治療の効果・効能を概観する。

心理社会的介入の効果

標準的な薬物療法に加えて心理社会的介入を行うと，再発と再入院を減少させ，躁病およびうつ病エピソードの頻度と重症度を減じ，症状がない時期を増加させ，社会的スキル，全般的機能および生活の質を改善させることによって，双極性障害患者の予後を改善するという強いエビデンスが存在する。Kaplan と Sadock の精神医学の教科書の中で，付加的な心理療法の意義として「これらの付加的な心理療法的アプローチは複数の無作為化試験において効果的であると証明されており，治療の基本的な構成要素として考慮されるべきである」と記述されている（Sadock & Sadock, 2005, p.1672）。

Cochran らの初期の研究（1984）は，短期の目標志向性の心理教育的テクニックの効力を明らかにした。少人数ではあるが 14 例の患者を対象とした無作為化試験で，標準的ケアに 6 セッションの短期個人 CBT を加えると，6 カ月後の服薬コンプライアンスが有意に増加し，入院や治療中断が有意に低下したことを報告した。

マサチューセッツ総合病院で行われた 11 セッションの集団 CBT を用いた別の無作為化統制試験（Hirschfield et al., 1998）では，CBT を受けた患者群は薬物療法のみの対照群に比べて有意により長い期間，正常気分を保ち，より感情障害エピソードの再発が少なかった。

Frank ら（1997）は，双極 I 型障害のために，社会的日常生活の規則正しさの確立を目的に対人関係療法を強化した形の対人・社会リズム療法（IPSRT）を開発した。薬物療法と比較して，IPSRT に割り当てられた患者は，治療にかける時間が増加して日常生活がより安定していた。一方，薬物療法を受けた患者は社会的日常生活の安定性に何も変化はなかった。この研究の中で，IPSRT は双極 I 型

障害の生活スタイルの規則正しさに影響を与え，将来の躁病およびうつ病エピソードを予防することが結論づけられた。

Perryら（1999）は，69例の双極性障害患者を無作為に7〜12セッションの個人CBT（+ルーチンケア）を行う群とルーチンケアを行う群に割り付けた。ルーチンケアのみの群と比べて，CBTとルーチンケアを行った群では，最初の躁病エピソードまでの再発期間が延長した（治療群では65週，ルーチンケア群では17週）。

Lamら（2000）は，25例の外来双極性障害にルーチンケアに加えて12〜20セッションのCBTを行う群とルーチンケアの群に無作為に割付して比較した。CBTを伴う治療群では6カ月後，12カ月の時点であらゆる双極性エピソードと軽躁病エピソードの有意な減少を認めた。驚いたことに，1年後の時点において，CBTで治療された12例中10例は双極性エピソードがまったくなかったのに対して，通常の治療に割付された患者11例のうち双極性エピソードがなかった患者はわずか2例であった。

Scottら（2001）は，42例の双極性障害患者がCBTを受けている時期と治療開始前の待機時期とを比較した。6カ月後の時点でCBT群は全体的な機能の改善と抑うつ症状の軽減が有意に大きかった。18カ月後に追跡できた29例の患者では，再発率はベースライン（治療開始前18カ月間）の60％だった。

Miklowitzら（2003）は50セッションに及ぶ家族に焦点を当てた治療（Family-Focused Treatment：FFT）を受けた急性エピソード後の双極性障害患者30例を標準的なコミュニティ・ケアを受けた70例と比較した。FFTを受けた患者は再発しない期間がより長く，ベースラインと比較した1年後の抑うつ症状の減少がより大きかった。

最近行われた比較的大規模な研究で，Colomら（2003）は120例の双極性障害患者を21セッションのグループ心理教育を受ける群と21セッションの構造化されていないグループミーティングに参加する群とに無作為に割り付けて比較した。グループ心理教育は患者あたりの再発数を有意に減少させ，うつ病・躁病・混合性エピソードの再発までの時間を有意に延長し，入院の期間や入院回数も減少させた。

別の大規模な無作為化試験において，Lamら（2003）は，103例の双極性障害患者を対象に通常治療と12〜18セッションのCBTとを比較した。CBTは情報と教育，前駆症状の同定，対処プランの開発，睡眠と日常生活の管理を含んでいた。CBTに割り付けられた患者は12カ月間の双極性エピソードが有意に少なかった。

40報の統合失調症，双極性障害を含む重度の精神障害を対象とした無作為化対照研究のレビューで，Mueserら（2002）は「コーピングスキルトレーニングが標的とする症状は研究によって違いはあったが，いずれも時期を区切った認知行動的介入を行っていた。このように，認知行動的介入に基づいた心理教育，薬物療法への行動介入，再発防止トレーニングは，疾患マネジメントとして強く支持される構成要素である」（p.1280）と結論づけている。

双極性障害に特化した心理社会的介入についての最近の総説では，Zaretsky（2003）は，次のように結論づけている。「双極性障害の個人CBTは，オープン試験でも対照試験でも双極性障害でもっとも広く有効性が認められる心理社会的

特有の方法を検討すべき期間と時期

介入であると思われる。……心理社会的介入は服薬コンプライアンスを改善することもあり，疾患の経過の早い時期に実施を考慮すべきである。患者が事前に策を講じるため再発の前駆症状を早期に同定することの援助に焦点を当てた治療的介入も効果的であることが示されている」(p.85)

　Gutierrez と Scott (2004) は，IPSRT や FFT などの介入は双極性うつ病に対してより効果的であり，CBT は躁病とうつ病の両エピソードを治療対象とすると記述している。さらに，双極性障害に対する心理社会的治療を要約し，「薬物アドヒアランスの向上，治療に関する態度と知識の改善，入院の数と期間の減少，再発回数の減少や無症状期間の延長，社会的機能の改善，仕事上の創造性の増加，健康感の増加，家族機能の改善，夫婦関係の改善などの肯定的な結果を伴う」と結論づけている（p.96）。

4.4　方法の多様性と複合性

　この項は，(a) 家族を基盤とした治療および家族マネジメント，(b) 双極性障害の長期管理における回復モデルを組み入れた自助的アプローチなどの双極性障害の治療に対する専門的なアプローチを紹介する。

4.4.1　家族療法および家族マネジメント

家族療法および家族マネジメント

　退院した大部分の精神疾患患者は家族と暮らす家に戻ることが，多くの研究から明らかになっている。そのため，重篤な精神疾患の負担が大きく家族にかかる。家族心理教育プログラムを含む家族療法的アプローチは，双極性障害や他の重い精神障害の治療において，エビデンスに基づいた介入方法の中でもっとも利用されていないと考えられる。「家族心理教育」には，教育と治療的介入の 2 つの側面がある。Dixon ら (2001) は，家族療法に関する総説の中で「個人的サービスを受けた患者よりも家族心理教育を受けた患者において，明らかな再発率と再入院率の減少があることを示した」と結論づけている（p.904）。さらに，再発率の減少は，3 カ月以上にわたるプログラムでより大きな効果を示した。よって，これらのプログラムを有効なものとするには「スキル・トレーニング，精神疾患の管理についての継続的なガイダンス，家族に対する情緒的サポート」を含む必要がある（p.905）。

　1998 年の世界統合失調症団体会議で開発され，Dixon ら (2001) によってまとめられた統合失調症に適用された家族介入の必須要素を表 26 に挙げる。これらの原則は統合失調症患者をもつ家族のために開発されたものだが，同じ原則と介入ストラテジーが双極性障害においても同様に効果的であり，一般的な家族介入のための有用な枠組みを示していると考えられる。

家族環境のストレスが双極性障害における再発の一因となる

　Miklowitz ら (1988) は，退院後ストレスフルな家族環境に戻る双極性障害患者は再発と再入院の危険がより高いことを明らかにした。家族療法的アプローチの目標は，家族内の高い感情表出（ネガティブ，批判的，情緒的な巻き込まれ，

表26 家族に働きかける原則：重い精神疾患の家族介入の重要な要素（Dixon et al., 2001 から抜粋）

- 協同的・支持的な関係の中で全員が同じ目標に向かって進むために治療とリハビリテーションのすべての要素を調整する
- 家族の臨床的なニーズと同じように社会的なニーズにも注意を払う
- 最適な薬物管理を提供する
- 家族の心配事を傾聴し，治療の計画や実行において家族を対等なパートナーとして関与させる
- 患者を支える家族機能の長所と弱点を評価する
- 喪失の感情を取り扱う
- 適切な時期に本人と家族に関連性のある情報を提供する
- 明確な危機予測と対策を提供する
- 家族間のコミュニケーションの改善を援助する
- 家族に対する構造化された問題解決技法のトレーニングを提供する
- 家族が社会的サポートのネットワークを広げること（たとえば，NAMI のような家族サポート組織に参加するなど）を勧める
- 家族のニーズに柔軟にあわせる
- 現在の家族との治療を中断する場合，受診しやすいほかの専門家を紹介する

> 家族に働きかける際の一般的な原則

あるいは高度に葛藤的な相互作用）のレベルを下げることだ。Miklowitz と Goldstein の家族療法的アプローチ，家族に焦点付けした治療（FFT）(Miklowitz & Goldstein, 1997) の鍵となる目的（第 2 章にも同定した）は，以下の通りである：

- 患者と家族が双極性障害の経験を共有することを援助する
- 患者と家族が将来のエピソードに対する脆弱性を受け入れることを援助する
- 継続的な薬物療法の必要性を患者と家族が受け入れることを援助する
- 患者と家族が，双極性障害による影響と患者の性格による影響を区別することを援助する
- 患者と家族がストレスフルな出来事（新しいエピソードの引き金となりうる）を認識し対処することを援助する
- 家族が機能的な関係性を再確立することを援助する

> 家族マネジメント介入はストレスの軽減を目標とする

われわれは，家族療法を Miklowitz と Goldstein のモデルを使って概念化することは有用だと考えている（Miklowitz, 2002；Miklowitz & Goldstein, 1997）。このモデルは，主に 3 つの治療段階——心理教育的段階，コミュニケーションスキルの練習段階，問題解決段階——と，危機介入と再発予防を含む最後の維持段階よりなる。

重篤な精神疾患の最初のエピソードは家族にとって不安定で破滅的なものとして体験され，この間，家族は秩序の解体，やる気の喪失，強い罪悪感と自責感を経験しがちである。この段階の治療目標は，双極性障害の現実的な理解と治療の理論的根拠についての情報とサポートを患者と家族に提供し，それらを通して将来への希望を感じてもらうことである。これは少なくとも，家族が治療における継続的に投与される薬物の役割を理解し，双極性障害の特異的な症状を同定し，差し迫るエピソードを警告する予兆を同定し，第 4 章で紹介したような基本的な治療アプローチ（気分のモニタリング，疾患の前駆症状の同定，対処プランを見つけるといった治療）を理解することを援助する。通常，われわれは Miklowitz の素晴らしい著書『双極性障害サバイバルガイド－あなたと家族が知るべきこと

> 家族員は不安定にさせられる強い秩序の解体，罪悪感，自責感を経験する

初期の家族セッションのためのアジェンダ

表27　初期の家族セッションのための協議事項例

- 家族をサポートし，患者の安定を保つための目標を設定する
- 心理療法と同様に継続的な薬物療法の合理性についても説明する
- 自責感と罪悪感を軽減する——みんなその人ができる最良のことをしている
- 初期の警告サインを同定する
- 警告サインをいかにモニターするかについて具体的な計画を立てる（誰が何に責任をもつか）
- 「家族ができる役に立つこと」を患者が同定できるように援助する
- 「家族が避けるべき役に立たないこと」を患者が同定できるように援助する
- 再発に対する行動計画を立てる

(The Bipolar Disorder Survival Guide：What you and your family need to know)』を家族に紹介し，いつも感激した反応を得る。この本の紹介によって，防御因子と危険因子，「何が自分で何が病気なのか」の議論，適切な家族の関心と侵入的な過保護の違い，自己管理の役割などについての有用な話し合いがもたらされる。

　初期の数回の評価面接（それは家族も交えた心理教育的なセッションを含むべきだが）（1.7項を参照）の後，強い治療同盟を形成し，モニタリングと早期の警告徴候を同定することに焦点を当てた初期の治療計画を作成するために，患者と数回の個人的な面接をすることは有用である。この治療計画の作成は家族と共有することができ，家族は患者と治療者が合意した「警告サイン」のリストを一緒に検討することができる。

　治療の目標は，このリストを躁病とうつ病エピソードに特化した警告サインに限定し，双極性障害に特異的でない家族葛藤を反映した一般的な行動のリストになることを避けることである。しばしば，思春期や成人期早期において，自立や独立にまつわる葛藤が双極性障害の症状（特に躁病と軽躁病）と混同されやすい。不快ではあるが生命を脅かすことはない困りごとやいらつかされる行動と，危害や重大な結果に至る危険性のある行動とを鑑別することは有用である。

　表28に示した例のように，患者との数回の個人的なセッションの後に，治療者は家族と会い，早期の警告サインのリストを協同的に作成する。治療者は家族が健康や安全上のリスクに関して，切迫した危険をもたらさない行動から危険度の高い行動を見分けることができるようにリストに優先順位をつけるようにする。この練習の目的は完全なリストを作成することではなく，互いに受け入れることができる治療目標に向かって家族が一緒に作業する協力的で協同的な枠組みを確立することにある。合意された領域に焦点を当て，未解決の項目は今後の討論に持ち越す。実際，ある症例において，家族はある項目について合意に至らず，それらは将来的な話し合いの課題として残された。

親の心配と過剰なモニタリングにおける問題

　最後に，双極性障害の症状の可能性のある徴候の過剰なモニタリングが家族と患者との間の葛藤を引き起こすときは，家族がときに過度に心配したり過干渉になるのは，重篤な疾患のケアを行う保護者の反応として自然なものだと再構成することは有用である。こうすることが，何がより適度な関心とモニタリングであるかをさらに議論するための枠組みとなる。以下に挙げる臨床スケッチでは，思春期，青年期の患者の自立の脅威となる過干渉に陥らず，患者の症状や危険な行動に対して家族がバランス良く関心を向ける，ということへの取り組みを示す。

表28　家庭の状況における警告サインを協同的に同定する

- 一晩に4時間未満の睡眠
- 授業の欠席
- 何かを急いでしようとし，睡眠が短くなる
- 「私は何でもできる」というエネルギー——過剰な複数の課題
- 勉強に集中できない
- いつも怒っている
- 向こう見ずな運転
- 大量飲酒
- 昼夜逆転——だるすぎて授業に出られない
- すぐに物を手に入れなければというプレッシャー
- 家族の許可を得ずに友達を招待する

患者と家族が早期警告サインを同定するための援助

　治療の章で述べた介入法の多くは家族という状況においても適用することができるので記述の繰り返しは避け，代わりに，どうやって個人の技法を家族治療モデルにフィットさせるかヒントとなる臨床例を示す。たとえば，躁病やうつ病エピソードの発症を促進させる因子になる家族相互作用に関する問題のある反応を同定し解決するために「非機能的思考記録」を用いることは有用である。これらの思考記録（合同家族面接でもっともよく使われる）を用いて，われわれは個人の行動の対人関係上の問題を強調し，問題のあるまたは非適応的な反応や相互作用の連鎖を指摘する。加えて，これらの指摘は，家族の共感性を発展させ，患者の内的な体験をより理解，評価し，役に立たない反応や相互作用を同定する助けになる。家族の全員が，非常にストレスフルで不安定な状況で，最大限の努力をしていることを理解し，「非難しない」枠組みの中でこれらの作業を行う。たとえば，次の臨床場面は，標準的な認知技法を使用した後，対人関係的・家族的な状況に取り組むために家族メンバー全員に有用で適応的なコミュニケーション・行動パターンを強化する方法を適用している。

臨床スケッチ

「なぜあなたはそんなにたくさん眠るの？　大丈夫なの？」

臨床スケッチ：対人関係的・家族的状況に対する認知療法

　アンドレアは大変聡明で成績優秀な21歳の大学生である。大学1年生のとき，深刻なうつ状態とそれに続く躁状態になり実家に戻った。躁病エピソードの間，アンドレアは家族を驚かせ困らせるような数々の行動をした。その結果，母親は彼女の行動の変化に特別に関心をもち，細かく監視するようになった。対象となった行動の変化は，睡眠・覚醒リズムの変化や他の躁病・軽躁病の発症と関連した行動の変化を含んでいた。母親の意見は，新たな症状の出現を示唆する不安定な兆候の同定に失敗することは破滅的な結果をもたらすというものだった。不幸なことに，これは母と子の強い葛藤の原因となった。アンドレアは母親に批判されるたびに落ち込みを感じ，大学生活においても不安定になり支障を生じた。

　最初の8週間の合同家族面接において，アンドレアは母に「だらしない」人間だと思われ，ひどく落胆して憂うつになると話した。そのため，彼女は終日ベッドで過ごし，決められた活動もできず，もっと落ち込んだ気分になっていた。表29のように思考記録を用いて，治療者は母親の表明する心配が娘には批判的で侵入的だと感じられるという状況に対してうつに陥る悪循環を描き出そうとした。治療者はアンドレアがより批判されたと感じにくくするために，あるいは自分でつけたネガティブなラベルをはがすために，対抗する思考を展開するように援助した。また，批判されたと感じたときに授業をさぼったり，ほかの重要な活動

> **臨床スケッチ**
> (続き)
>
> をさぼったりする傾向があることも指摘した。小さな批判が自尊心に対する大きな脅威となり，さらにひきこもりや孤立化，自己非難の要因となるといった深刻な悪循環が生じていた。最終的な結論は，比較的小さなつまずきとして始まったものが，より深刻なうつ病エピソードに発展し，日常生活の機能を妨げ，重要な長期的な目標をも脅かしているということだった。

表29 思考記録：「私は一日中ベッドにいる怠け者だ」

状況	私が一眠りしようとすると，母が「起きなさい。一日中テレビを見てる」と言う。
思考	●私は怠け者だ ●私は自分の将来を考えていない ●私はできそこないの人間だ（95％） ●私はやる気がない ●私は十分でない（99％） ●もしも母親が私を怠け者だと思うならば，私は怠け者に違いない ●私は悪い人間だ ●母親が私についていう言葉はすべて真実だ ●私の考えや感情は妥当ではない
感情	●落胆した ●憂うつな ●いらいらした ●うんざりした ●敏感な ●[不安な]
行動	●もっとベッドにいる（「逃避」）[回避] ●勉強を避ける［さぼり行動］ ●目標を見失う（さらにひどい気分になる） ●スケジュールを立てるのが難しい，スケジュールが構造化されなくなる
代替思考	●もしも本当に怠け者だったら，学校でこんなに頑張らなかったでしょう ●もしも怠け者だったら，友人と無駄に時間を過ごす心配をしないでしょう ●もしも怠け者だったら，なぜ学校に出席したのでしょう。授業をさぼったはずだ ●友人は私が重要だと言ってくれる，だから違うわ ●友人は私の考えは価値があるとみている

臨床的対話：家族相互作用に対して個人の認知的作業を「入れ込む」

> **臨床スケッチ**
> **過剰なモニタリングに関する家族の葛藤を軽減する**
>
> 患者　：私が眠りすぎていると母が考えているだろうと考えることは何度もあります。そこで，私は起きた時に母が読んでいる「双極性障害」（David Miklowitz 著，『双極性障害サバイバルガイド』）を見ます。そしてそうすると私はストレスが解消されます。
>
> 治療者：それは挑発しているということ？
>
> 患者　：そうです。
>
> 治療者：先週の最後に話し合ったところにもどりましょう。あなた方2人の相互作用を同定しました。その相互作用の中で母親は娘を心配して，娘が大丈夫かどうか確認するためのたくさんの手がかりを探します。それで，娘のあなたはとてもいらいらして，怒りが爆発に至ります。
>
> 患者　：そう，役に立ちませんね。私は本を読んでストレスはさらにたくさんの問題を生じさせることを理解しました。
>
> 治療者：そう。前回はあなた方どちらにとっても役に立たないという結論に達したと思います。それは裏目に出て，状況をより不安定にします。そこで，ここでの大きな目標の1つはあなた方2人が協力してそのような強い葛藤を生じないようにすることです。私たちは葛藤を強めることなくあなた方のそれぞれの目標が一致することを考えてみたいと思います。それでよろしいですか？
>
> 母親　：はい。私はすごくストレスを感じています。
>
> 患者　：はい。
>
> 治療者：それで私たちは，服薬や気分のグラフ化を催促することなく，状況がどうなるかみるという実験をしました。どうでしたか？　あなたたちは同じ結論に至りましたか？
>
> 患者　：え〜と。あるとき，母は私に思い出させて，別のときは私が自分でしました。でも薬に関してはすべて自分でしました。母はまったく私に確認する必要はありませんでした。
>
> 治療者：お母様はあなたに催促しましたか？
>
> 患者　：いいえ。とにかく私はそれをするべきだとわかっていました。
>
> 治療者：服薬は2人ともがうまくいったようですね。
>
> 患者　：はい。
>
> 治療者：では，そこから考えてみましょう。どうしてそれは役に立ったのですか？
>
> 患者　：自分には役に立ちました。特に母はもう自分に催促しないという点です。過去には，私は母が急かして言うことが理由で薬をのみたくないと思うこともありました。ちょうど私が薬をのもうとする直前に母は催促するのです。それで反抗したくなっていました。
>
> 治療者：それで服薬はうまく自分自身でやれたんですね。この2週間，薬の量や日にちの間違いをしましたか？
>
> 患者　：いいえ。
>
> 治療者：私にはうまくいっている例のように思えますが。いかがですか。
>
> 母親　：はい。
>
> 治療者：うまくいっていそうですね。あなたは服薬について心配しないでいられますし，気分もよいままです。また，それは彼女の助けにもなっています。
>
> 母親　：はい。
>
> 治療者：それで結論は何ですか？
>
> 母親　：娘は（薬を）のんでいます。
>
> 治療者：それで，そのことは娘さんとの関係にどのような影響を与えますか？
>
> 母親　：関係はより良くなっています。私は口を挟みませんし，娘は淡々と実行しています。
>
> 治療者：なるほど，状況は良くなって，あなたは前より心配が少なくなっている？

臨床的対話：家族の葛藤を軽減するための援助

> **臨床スケッチ（続き）**
>
> 母　親：はい。私は娘が自分で薬をのんでくれることを本当によかったと思います。
> 治療者：それであなたたちはこのことに関してよりポジティブな関係となっていますね。そして，良好な関係のおかげであなた（患者＝娘）は自分に責任をもち，自分でやることで良い気分でいられます。そして母親も心配しないでいられます。これは良いモデルになります。どうしたら，この成功をほかの，まだあなたたちが問題を抱えている領域に生かすことができるでしょうか？　私たちは皆，葛藤が少なくなっているという良い結果に同意しています。よろしいですか？　怒りやフラストレーションを感じていない，あっていますか？
> 母親と患者：う〜ん。
> 治療者：まさにその答えが得られているように思われますか？
> 患　者：確かに，そう思います。
>
> 数カ月の治療の中で，同じような交流のパターンが何度も吟味され，母と娘の関係は非常に改善し，娘は徐々に自立し自尊心を持つようになり，ついには大学に戻り単身生活をすることを計画するようになった。

4.4.2　回復モデルを組み入れた自助アプローチ

エビデンスに基づいた治療と回復モデルを統合する

回復モデルと自助アプローチの役割

双極性障害の回復についての議論を始めるにあたって，Jamison が果たした大きな役割に言及しないわけにはいかない。Jamison は，双極性障害の理解と概念化と，患者が最重度のエピソードからも回復し，人生における意味と目的を再建する能力を持つ希望にも及んでいる。Jamison は著書『躁うつ病（Manic-Depressive Illness）』の序文でこう述べている。「躁うつ病は一般の人の体験を本来よりも大きくします。その症状の中には，正常な悲しみや倦怠感，喜びや活力，快楽や性欲，焦燥感や怒り，活力や創造性の誇張がある」（Goodwin & Jamison, 1990）

意義のある個人的な価値観の役割

われわれは，患者は深刻な疾患から回復することができ，回復の核心は，単に精神症状の改善や気分の安定化にあるのではなく，意味と目的の再発見にある，という見解をもつ。もしも人生に意味や目的がなかったら，単に「健康」であることに何の意味があるだろうか？　Anthony は回復の意味についての洞察を行い，「人が精神疾患の壊滅的な影響を乗り越えて成長するとき，回復は人生における新しい意味と目的の発見を含む」（Anthony & Spaniol, 1994, p.527）と記している。われわれが 2 年以上安定している患者を面接した結果，双極性障害は，豊富な，多様性に富む，興味深い人生の一側面になっており，障害はもはや圧倒的な脅威や災難とはみなされていなかった。1 人の患者は以下のように述べた。「回復は，朝目が覚めて最初に『あ〜，俺は双極性障害にかかっているんだ』と思わないことで，代わりに自分が今日何をしようかと考えていることに気づくことだ」

表 30 に示すように，障害と回復の意味についてのこのより広い見解は，自己管理の重要性と生涯にわたる健康を手に入れ健康を維持する態度を表明する必要

表30	エビデンスに基づいた治療と回復モデルを統合する：主要原則

- 治療は協同的作業である
- 患者を治療におけるもっとも重要な資源として受け入れ，患者の経験，強さ，問題解決における過去の努力から学ぶ
- 患者に健康に関連した問題の管理に必要なスキルを教える
- 治療目標は最終的には患者によって決められる
- 治療目標の「全体像」を忘れないこと
  - より強い自立性
  - より強い責任感
  - 満足のいく関係性
  - 良好な生活の質
- 住居，教育，雇用の機会を供給する
- 人生を意味あるものにする有用と感じられ目的のある活動を見つける

回復原則とエビデンスに基づいた維持治療の統合

性を強調することによって，臨床的作業に統合することができる。

以下の項では，罪悪感，恥辱，絶望，患者を道徳的に再教育する必要性との関係において取り組まれるいくつかの鍵となる領域を記述する。

基本的スキル：非難する考えに取り組む——エピソードに関する罪悪感と恥辱感について患者を支援する

双極性障害の患者が，過去の躁病や軽躁病エピソードにおける自身の行動について罪悪感や恥辱感に苦しむことがしばしば認められる。双極性障害はさまざまな経過をたどるが，躁病エピソードはしばしばうつ病エピソードの急激な出現によって終わる。躁病の時期の危険で快楽追求的な行動についての罪悪感や恥辱感によってうつ病は悪化する。うつ病期間中の過剰な恥辱感や罪悪感に苦しむ患者にとって，自動思考記録を使って認知の歪みに取り組むことは有用である。

基本的スキル：罪悪感と恥辱感を引き起こす非難する考えへの取り組み

臨床スケッチ

「私は母親の名前を呼んだ」

うつ病の期間中に，フレデリックは過去の躁病エピソード中の悪い行為についてしばしば回想した。特に母が亡くなる直前の怒りっぽい躁病期間中に母親に対してとても無礼な態度をとったことを気にしていた。彼はこれらの出来事を繰り返し頭の中で反芻し，しだいにより強い憂うつ，恥辱，罪悪感を感じるようになった。この間，彼は孤立し，社会的にひきこもり，よけいに抑うつが強まっていた。気分が安定し薬物療法と心理療法の継続によって躁病エピソードの危険性がなくなった後も長くこのことを気にし続けた。

この持続的な罪悪感はグループ療法の中で扱われ，フレデリックは彼が気にしている恥ずかしい行いについて話し，グループメンバーは彼が気にかけることやその気持ちをわかちあった。その後，治療者はフレデリックにもっとも悩ましい思考を書き出すように頼んだ。「どうしてそんなことを（年取った母親に無礼なことを言う）やってしまったんだ？」「もしまたそんなことをやってしまったら，大切な関係を失うか，傷つけてしまう」フレデリックは結果的に悩みや憂うつが悪化させた役に立たない行動（孤独，ひきこもり，これらの痛ましい思考を避けようとすること）を思い出すことができ，助けになる行動（他者に連絡をとる）を見つけることができた。この練習課題の結果，彼は自分の病気について優しい見方ができるようになり，安定を継続するためにできることについて，やる気のわく役に立つ見方ができるようになった（表31参照）。

臨床スケッチ：非難する考えへの取り組み

表31	非機能的思考記録：過去の躁病エピソードについての罪悪感と自責感
出来事	躁的または妄想的だった記憶（孤独，孤立，退屈なとき）
ネガティブな自動思考	「どうしてあんなことをしたんだ？」 「もしそんなことをまたしてしまったら，大切な関係を失うか，傷つけてしまうだろう」
感情（強さを0－100％で評価）	恥かしさ50％ 恐怖50％ 恥／悪い 後悔50％ ぞっとする
思考の誤り	読心術 全か無か思考
役に立たない行動	考えることを避ける
より役に立つ行動	兄弟に電話する
対抗する思考	「運が悪かった」 「自分自身や他者を守るように行動することができる」 「安定していた時期は何年間もうまくやっていた」

社会的偏見と闘う

社会的偏見との闘い

精神科医と開業医，消費者との対話を要約した章において，Blanchら（1997, p.70）は以下の観察を記述した。「回復」は症状の体験のみに関連しているのではなく，二次的な偏見，差別，虐待による攻撃と関連している：ある人はこう述べた「内側にある偏見を扱うことは症状を扱うのと同じくらい難しく，症状が奪ったのと同じくらい私の人生から多くのものを奪った。……希望は回復の最も重要な要因となる」（p.70）

双極性障害の患者は，医療，保険，社会的および職業的状況において現実の世界の差別と偏見にさらされている。患者にとって絶望，偏見，意欲喪失は大きな問題である。次の臨床スケッチでは，持続する意欲喪失を助長し，ネガティブなスキーマを強化する中核的な問題のいくつかを標的とした介入を扱う。

表32	思考記録：恥と社会的機能障害への対処戦略を発展させる
出来事	過去の知人に会う
思 考	彼は私を覚えている 彼は私が今どうしているかと思っている 彼は私がとても落ち込んでいるときに会った
感情	心配，恥ずかしい，不名誉
思考の誤り	（投影，読心術）
反 応	ひきこもりと他者の回避
代替／適応的思考	今はOKだ 私が思っているようにはかならずしも人は思っていない 私はただ母親と同じ病気なだけだ 有効な薬物療法を受け，適切にふるまうことができる
対処戦略	積極的に問題に取り組む！

> **臨床スケッチ**
> **社会的活動の回避と家族の集まり**
>
> サリーは安定し,急性躁病エピソードを起こさなくなっていたにも関わらず,ますます孤立して,ひきこもるようになっていた。彼女は社会的状況に対処することに困難を感じていたが,過去の躁病エピソードでの自分の恥ずかしい行動を知っている可能性のある過去の知人たちと会うかもしれない時に特に対処し難かった。最近家族で集まった際に,サリーは彼女の過去を知る人と会った時にとりわけ落ち込んで恥ずかしさを感じた。この状況をサリーがより適応的な対処反応を同定して強化することによって,当惑する不安な感情に対処するのを手助けするために「非機能的思考記録」(付録7)を用いて見直された。

患者に再び意欲を持たせる

双極性障害は躁やうつ病相を繰り返す重篤な疾患であり,長期にわたると結果として重い意欲喪失が起こる。患者は過去に気分の揺れを避け,減らすために最大限の努力をして失敗したことに無力感と絶望感を感じる。躁病とうつ病の周期が継続することは,しばしば家族や重要な他者,経済や仕事に深刻な影響を及ぼす。多くの双極性障害の縦断的経過を概観した研究が,大部分の期間において,最重症ではないが,機能的に重大な支障がある重度から中等度のうつ状態にあると結論づけている。この障害に関連した機能障害は,劇的な急性躁病エピソードよりも,これらの長期にわたる閾値下の抑うつと気分変調の期間に由来する。

意欲喪失や絶望と闘う

治療初期の目標の1つは意欲喪失と絶望に取り組むことである。蔓延する意欲喪失と絶望のために,当初,患者は割り当てられた宿題やほかの課題をやりとげることができないことがある。治療の最初の課題は,今は重い抑うつを感じている患者に,希望を示し,将来,より良いときを過ごすことができるという現実的なレベルの確信を与えることである。「視野狭窄」(特にポジティブな未来を見ることができなくなる,想像できる可能性が狭窄する)は,治療を受け入れ,治療から利益を得る能力を妨げるうつ病の症状の1つである。以下の症例は意欲喪失と絶望に取り組むための戦略を示している。

絶望感は,重度に抑うつ,意欲喪失,絶望的,自殺企図などがある患者を治療する場合に治療者にとって鍵となる逆転移の問題である。患者の無力感や絶望感に取り込まれないようにすることと,患者の改善の能力や機会についての偏った見方を受け入れないようにすることが重要である。

> **臨床スケッチ**
> **意欲喪失や絶望と闘う**
>
> ターニャは22歳のアジア系アメリカ人女性で,重度のうつ病エピソードの時に治療を開始したが,エピソード中に彼女はしばしば「無感覚」となり,動くことや「とりかかる」ことができず,数日間ベッドに寝たきりになるほどだった。これらの期間中,彼女は「ロボットのような」感じと「頭がぼんやりした」感じを伴う強い離人感も経験した。もともと,非常に頭脳明晰で,工学技術の学位をもっていたが,最近,彼女はプロジェクトのコンサルト業務を減らされ,プロジェクトはひどい失敗だと感じていた。彼女は仕事でパニックになり,能力のなさを感じていた。周囲の人は自分をひどく無能力だとみており,今後はプロジェク

> **臨床スケッチ**
> （続き）
>
> トのコンサルティングの申し込みは一切ないだろうと考えていた。最初の数セッションの後，ターニャは社会的接触を増やしベッドから出ることを含むいくつかの楽しい出来事を計画することに合意した。うつ病の結果，ひきこもりと社会的孤立により生活におけるポジティブな出来事が減少する。さらに，気分の落ち込みが活動レベルの減少につながり，活動レベルの低下は喜びの機会を減じて抑うつを助長するという悪循環になる。うつ病患者に楽しい出来事を割り当てることの目標は，彼らが活動的になるのを援助して，ポジティブな強化の機会を増す。
>
> 次のセッションで，ターニャは合意した課題を何もやりとげることができず，憂うつな気分が増したと報告した。われわれは絶望，無感情，無気力と関連した彼女の思考を認知的介入により検証した。「思考記録」（または「非機能的思考記録」）は，患者が自身の思考過程を評価して，歪み，思考の「誤り」，あるいは非機能的思考を同定することを助けるようにデザインされている。われわれは彼女のこれらの課題をやりとげることの困難さについて話し合い，彼女が課題について考えていた時に感じた感情と自動思考を反映した思考記録（表33を参照）を作成した。この演習をするに先立って，Burns（詳細は付録8参照）著『フィーリング Good ハンドブック (The Feeling Good Hnadbook)』を読むように指示した。この本は患者が基本的な認知療法スキルを習得するための優れた参考書であり，特にうつ病や回避と先延ばしの問題を持つ患者に有用である。
>
> ターニャはこれらの思考と結びついた非常に無感動，無感覚，疑心的，そして絶望的な感情を報告した。ターニャは表34に示したようなより合理的な反応を発達させるように取り組んだ。ターニャが代替的な思考を考えつくには時間を要した。重度の抑うつ患者にこのタイプの演習を考えとげさせるのは時間がかかるかもしれないが，治療者が「空欄を埋める」よりも，患者に自己分析させ代替反応を考えることが重要である。
>
> 演習の終わりに，ターニャは自分の感情を再検証し，次の週の課題を考えるとき，自分がより希望を感じ，疑い深さや不安が減ったと判定した。
>
> ターニャのような重度抑うつ患者にとって1回の演習では効果が続かないこともあり，絶望や意欲喪失を変化させるために複数回の練習が必要となることもある。実際，ターニャは2〜3週間明らかに良い気分が続いた後，治療を中断した。2週間後治療に戻ったが，宿題はできず再び強い絶望感を感じていた。彼女は「まるで急降下したような気分よ」という言葉で，そのセッションをはじめ，気分を＋5から－5の尺度で－3と評価した。彼女は宿題をやりとげられず，以下のような考えを抱いた。：
>
> 「今後，努力しないわ。だって，しても結果は変わらない」
> 「私は穴があったら入りたい。そして今すぐ世界と関わらないようにしたい」
> 「私は改善して，また逆戻りしたことにいらついている」
> 「私が前に進むと，かならず何か問題が起きたり，悪いことが起きる」
>
> これらの思考は彼女を呆然とさせ，空虚感と絶望感を感じさせた。彼女は未来を予測する「感情的理由づけ」（「何をしても変わらないように感じるから，何も変わらないだろう」），問題の過大評価，ポジティブな面の過小評価（「私が前に進むと，かならず何か問題が起きる」）を含むいくつかの思考の誤りに気づいた。そして彼女はがんばって，対抗する思考をいくつか考えついた。
>
> 「私は治療に希望を感じるようになっている」
> 「物事はいつも悪いままではない。過去にもっと良い気分になったことがある」
> 「たとえ逆戻りしても，私は助けを得つつあるし，私には素晴らしいサポート態勢がある」
>
> この演習の終わりに，患者はいくらか絶望感が減じて，気分を＋5から－5の尺度で－1か－2と評価した。これはほんのわずかな前進に見えるかもしれないが，これらのステップは相加的に患者を前進させるのに役立つ。

表33　意欲喪失と絶望に取り組む

自動思考	可能性のある思考の誤り
「やろうとは思わない。ばかげている」	全か無か思考；過度の一般化，結論の飛躍
「それは役に立たない，何も変わらない」	過度の一般化；全か無か思考
「私はロボットのようになってしまう」	結論の飛躍
「どうせ失望するだけだ，それなら面倒なことをする必要はない。」	結論の飛躍

絶望への取り組みにおける思考記録の利用

絶望感を持つ患者の思考の誤りを同定する

表34　意欲喪失と絶望に取り組む——合理的反応

自動思考	合理的反応
「やろうとは思わない。ばかげている」	反応を考えつかない
「それは役に立たない，何も変わらない」	反応を考えつかない
「私はロボットのようになってしまう」	「たとえそうであっても，何もしないよりはましだ」
「どうせ失望するだけだ，それなら面倒なことをする必要はない」	「たぶん私は失望するだろう。しかし100%の失望ではないかもしれない」

絶望的思考に対する合理的反応を促進する

自助とサポート・グループの役割

　双極性障害や他の深刻な精神疾患の長期的な改善の維持のために，治療者は伝統的な治療の枠組み以外の方法も視野に入れ，患者が自助サポートグループに積極的に関わるように援助しなければならない。治療がうまくいった患者の多くは継続的なサポートシステムをもっており，サポートは部分的に組織された自助グループへの参加を通じて得られていた。自助グループへの積極的な参加は，積極的な自己管理を反映しており，その自己管理が長期的な疾患の管理と回復への鍵となる。深刻な精神疾患の患者とその家族を対象とした多くのよく組織された団体（付録8参照）があり，さまざまな教育や支援サポートサービスを提供している。これらのグループは，専門の治療者ではできない方法で，非常に有用な教育，社会的サポート，疾患の偏見に打ち勝つ援助を提供する。

回復における自助とサポートグループの役割

4.5　治療を行う上での諸問題

　さまざまな臨床的挑戦に加えて，双極性障害患者を治療する際に治療者が熟知しておくいくつかの危険がある。この項では3つの鍵となる問題を取り上げる。自殺の危険と管理，治療アドヒアランス（特に処方された薬の内服），物質乱用の併存である（表35）。

主な治療危険性

表35　双極性障害の治療における特別な問題

- 自殺既遂（15%），自殺企図（25〜50%）の高い危険性（Goodwin & Jamison, 1990）
- 低い治療アドヒアランス——特に処方された薬物（Goodwin & Jamison, 1990；Hilty et al., 1999）
- アルコールや違法薬物の乱用（60%と見積られる）が自殺の危険性を増す（Hilty et al., 1999）

4.5.1　自殺の危険の評価と管理

自殺評価と危機管理

　自殺は双極性障害患者を治療する上でもっとも深刻な臨床上考慮すべき問題である。双極性障害患者の生涯自殺企図率は25〜50%であり，8.6〜18.9%が自殺既遂すると見積もられている（Goodwin & Jamison, 1990）。双極性障害の自殺企図率は大うつ病を含むほかのどんなⅠ軸の障害よりも高い。National Comorbidity Study（Kessler et al., 1999）によると生涯自殺企図のオッズ比は29.7で，これは非臨床人口に比して双極性障害患者の自殺企図率が約30倍高いことを示す。アメリカ精神医学会（APA）の臨床ガイドラインは15の研究をまとめ，双極性障害の自殺既遂の危険性は非臨床人口において予期される死亡率の15倍高いと結論づけた。次に考慮すべき問題として，双極性障害は物質乱用（これ自体も自殺の危険因子）の併存が多い点にある。

自殺の危険因子

双極性障害患者に特異的な自殺の危険因子

　Leverichら（2003）は，自殺の危険性に関する総説において，双極性障害の自殺の危険因子について記述し，不安障害の併存，強い精神的興奮，パニック，不機嫌躁病（躁病エピソード中に抑うつ症状が目立つ），薬物やアルコールの乱用歴，ネガティブなライフイベント，社会的サポートの欠如を挙げている。

　双極Ⅰ型またはⅡ型障害の307例の患者を7年間追跡した前向き研究において，42%がいずれかの時点で自殺企図をしたことを明らかにした（Slama et al., 2004）。Slamaら（2004）は双極Ⅰ型またはⅡ型障害患者の自殺企図に関連する以下の危険因子を同定した。
- 疾患の早期発症
- 抑うつエピソードの総数
- 気分エピソードの総数
- 抗うつ薬誘発性躁病の既往
- 自殺行動の家族歴

　Stanley財団双極性ネットワークの双極Ⅰ型またはⅡ型障害患者648例を対象とした自殺の危険に関する総説において，Leverichら（2003）は対象者の34%が自殺企図の既往があると報告した。自殺企図は以下の危険因子と関連していた。
- 早期の身体的虐待
- 早期の性的虐待
- 自殺企図および物質乱用の家族歴
- Ⅰ軸およびⅡ軸（クラスターB）の併存

- 躁病の重症度がしだいに増加するパターン
- 先行するうつ病による入院回数（＞4回）
- 躁とうつの時の自殺念慮の報告
- 親密な他者の欠如または重要な他者の死

　Leverich ら（2003）は以下のように結論づけた。「双極性障害のうつ病期の診察頻度を躁病期の3倍多くすることや，特に自殺企図の既往のある患者で診察頻度を上げることが重要な1つのやり方だ」

　Angst ら（1998）は双極性および大うつ病障害の自殺既遂の危険率は未治療者の29.2％から治療を受けた者では6.4％に減少したことを報告した。すなわち臨床家は積極的な治療，特に早期の介入と抑うつ症状と気分変調を治療のターゲットにすることを強調することが，双極I型またはII型障害患者の死亡率と罹病率を下げるために非常に重要である。

　この項では自殺の危険の評価の一般的なガイドライン，一般的に受け入れられているリスク管理の実践，および双極性障害患者に対する特異的な適用について提示する。

　自殺の危険，特に重度の自殺企図は，双極I型またはII型障害の主に重度のうつ病エピソードと気分変調状態と関連しており，躁病や軽躁病とは関連していない。したがって，大うつ病の介入に用いられた絶望感（気分変調と意欲喪失）に取り組む戦略は双極性障害における自殺の危険に取り組むにあたっても有効である。

自殺に対する臨床的危険因子の評価：一般的な危険因子

　以下の議論は，自殺の危機管理についてのコンセンサスの得られた最良の診療を記述したAPA精神障害治療ガイドラインに基づいている。

　急性の切迫した自殺の危険性への対応と管理について，臨床家は2つの課題をもつ。

1. 自殺の危険を増加または減少させる特異的な因子／特徴と，心理学的／精神医学的介入を受けやすくなる特異的な因子／特徴を同定する
2. 患者の当面の安全を確保し，もっとも適切な介入／治療セッティングを決定する

　臨床家のもっとも喫緊の課題は自殺または自傷行為に関する考え，計画，行動，意図の存在を評価することである。この評価においては，具体的な手段（手段の致死性，死に至る期待，選択した手段の手に入れやすさを含む）を考慮する必要がある。また，面接では自殺念慮の頻度，強度，時期，持続性も探る必要がある。もし，その時点の自殺念慮が存在する場合は，臨床家は自殺の計画を実行に移すための何らかの行動や自殺の具体的な計画が存在するかどうかを探索する。

　もし患者が具体的な手段を述べるならば，その手段の致死性やその人の自殺願望についてもっと探ることが重要である。一般原則として，その手段の実際の致死性が患者の願望を上回るようならば，偶発的な自殺の危険度は高くなる。致死性は，患者の自殺の計画がいかに詳細で具体的か，どの程度激しく非可逆的な方法が選ばれているか，患者の死のうとする意思はどの程度強いかによって評価さ

> 自殺に対する一般的な危険因子の評価

> 致死性の評価および自殺企図の除去

記録および相談（コンサルテーション）の重要性

> **表36　自殺の危機管理において考慮すること（APA, 2004から抜粋）**
> - 自殺評価の文書化は必須である
> - もしも患者が銃器を使用可能ならば，治療者は銃器やほかの武器の排除を断言し，武器への接近を制限または禁止しなければならない。この銃器や武器の排除も文書化する
> - スーパーヴァイザー，コンサルタント，家族，重要な他者とのコミュニケーションもまた慎重に文書化されなければならない
> - 他の精神保健の専門家との相談が強く推奨される

れる。自殺企図後に面接するときは，患者に自殺が失敗して安堵しているかあるいは落胆しているか，自殺の原因となった状況が自殺企図してから変わったかどうかを尋ねることは重要である。落胆している患者はすぐに再企図する危険度が高い。

　自殺または自傷の考えと関連した絶望感，衝動性，無快感症，パニック発作，不安は全体的に自殺の危険を増す。標準化された評価尺度は直接的な評価の代用にはならないが，いくつかの評価尺度――抑うつ症状尺度(the Index of Depressive Symptomatology：IDS)，ハミルトンうつ病評価尺度(the Hamilton Depression Rating Scale：HDRS)，ベック抑うつ評価尺度(the Beck Depression Invetory：BDI-Ⅱ)を含む――は特に自殺念慮や絶望感を評価する項目が含まれている。追加の尺度の1つ，ベック絶望感尺度(the Beck Hopelessness Scale)は，20項目の自己記入式質問票だが，患者の絶望感と未来についてのネガティブな信念（どちらも自殺の危険因子）を評価する（Beck et al., 1974）。

統計的および環境的要因の評価

　臨床家は以下についても注意深く評価する必要がある：精神障害の既往，特に気分障害，物質乱用，自殺行動の既往，早期の生育歴（特に身体的または性的虐待の存在），自殺行動の家族歴，現在またはごく近い将来の心理社会的ストレッサー，心理社会的サポート，コーピングスキル，財産。

　双極性障害の患者にとって，障害それ自体がいくつもの心理社会的ストレス（対人関係の損失，経済的困難，社会経済的状況の変化，家族の葛藤，雇用に関連した問題）の原因となる。

　臨床家は，ストレスに関わる際の適応的なコーピングスキルの有無，治療契約，薬物アドヒアランス，良好な治療関係の存在，心理的苦痛やストレスに耐える能力といった個人の強さと資質を評価する。

　双極性障害の大きなサンプル数の総説（Leverich et al., 2003），双極性障害の自殺行動の総説（Tondo et al., 2003）を含む，双極性障害患者の自殺の危険因子を調査した研究がいくつか存在する。

自殺の危険の管理

自殺の危険の管理

　自殺の危険を管理するにあたっての一般的な原則は，自殺念慮，自殺の計画，自殺行動のある患者は，安全で有効な最小限の制限を施した環境のもとで治療すべきだということである。臨床家は，自殺念慮，自殺の計画，自殺行動のある患者用に策定された幅広い介入を考慮しなければならない。考慮される可能な治療選択肢の範囲は以下のものを含む：セッションの頻度や強さを変える；家族や重要な他者を参加させる；セッションの間に患者を観察するために定期的なフォ

表37 双極性障害に特異的な自殺の危険因子（Leverich et al., 2003, et al., 2003 より要約）

- 現在のうつ病エピソードの重症度
- 重症うつ病エピソードの既往
- 総入院回数
- 不機嫌で焦燥が強い状態
- 絶望感
- 幼少期の身体的または性的虐待
- 双極Ⅱ型障害

ローアップの電話をする，同僚に相談する（強く推奨される）；患者にすぐに精神医学的診察を受けるように勧める；治療している精神科医に相談する；部分入院，集中的な外来治療，居住型療養施設，入院での治療を含むより制限の強い環境を勧める；かつ／または緊急強制入院措置。APAガイドラインは自殺企図後の入院は以下のような場合に通常推奨される：患者が，精神病的である，精神状態の急激な変化が起きている，持続的な自殺念慮がある，苦悩しているか生き延びたことを後悔している，衝動的，ひどく苛立っている，判断力の低下が明らか；自殺企図の方法が，暴力的，ほぼ致死的，計画的；患者の社会的サポートが乏しい。

Bongarら（1992）によると，臨床家にとって自殺患者を治療する際の危機管理戦略を要約すると以下の通りである。

- 高い自殺の危険度を示す要因を同定する最大限の努力をする
- この危険性を減少または排除するために最大限の努力をする
- 初期評価と継続的な臨床作業の両場面で危険管理を詳細に記録する
- 日常的にセカンド・オピニオンを考慮する

4.5.2 治療アドヒアランスの改善

この項では治療アドヒアランスの重要性について述べる。服薬の非遵守は双極性障害患者では40〜50％と見積もられており大きな問題の1つである。服薬の非遵守は急性の躁病またはうつ病エピソードによる自殺，入院，経済的な破産といったさまざまな危険をもたらす。いくつかの戦略がこれらの患者の薬物アドヒアランスを向上させるのに有用であることがわかっている。アドヒアランスが悪い原因は複雑で多要因であるが，患者が治療選択や副作用をテーマとした話し合いに積極的に参加するような協同的な治療関係が治療アドヒアランスの強化につながると考えられている。逆に，「医者が最良を知っている」という権威的なアプローチはアドヒアランスを損ねる傾向がある。効果的な介入においては，アドヒアランスを適正化するために心理教育，積極的な協同作業の強調，薬物に対する役に立たないまたは非機能的な認知を標的にした思考記録の使用，患者が薬物および治療選択肢についての意思決定のためのベネフィット・コストを評価するのを援助する動機づけ面接アプローチといった多くの治療戦略を用いる。

セッションへの出席と脱落に関する問題に取り組む

脱落への取り組み

「4.1.4 治療の初期段階:オリエンテーションと治療契約」において,治療の契約と動機づけを強化するための戦略に関する問題について論じた。たとえば,地域の精神保健クリニックでみられるより不安定な患者や,機能水準の低い患者では,出席や動機づけの問題,与えられた課題を遂行することの問題を呈するかもしれない。特に,自己を制御し,構造と規則性を維持し,与えられた課題を遂行することが,もともと,生物学的に困難な双極性障害に特にあてはまる。また,絶望し,治療を必要で有用だと考えることが難しい抑うつ的な患者にもみられる問題である。初期の出席の問題を改善するためには,治療契約やアドヒアランスを強化するために,臨床家は標準的な治療に加えて毎週の定期的な特別治療を補うことを考慮する。患者は予定された集団または個人セッションの24時間前に,出席を確認するための電話を受ける。セッションを欠席した患者にはそのつどフォローアップとホームワークの割り当てを電話で行う。2回続けて治療セッションを欠席した患者や脱落の危険性が高いとみなされる患者には臨床家やグループのファシリテーターが直接電話をかける。通常の場合は,電話連絡はケースマネージャーを含む補助事務員や他の外来職員によって行われる。

ホームワークを通して患者を援助する

ホームワークのコンプライアンスへの取り組み

患者はホームワークをやり遂げることが難しい場合もある。これは欠席や治療の脱落に直接つながる問題である。われわれの経験では,患者が上手くホームワークをやり遂げるにはしばしばセッション内での指導を必要とする。積極的な治療への参加はスキルに基づいた治療の鍵となる。患者はホームワークをやらなかった罪悪感や無力感から,セッションに来ることを避けるかもしれない。ホームワークを割り当てる際には,患者に起こりうる問題や障害についてあらかじめ話し合っておく。患者は自分がホームワークをやり遂げなかったら治療者が怒るのではないかと心配する。前の項で絶望感や意欲喪失といった感情的な問題が治療課題を遂行する上での障害となることを論じた。もしもホームワークを割り当てるときに,患者が何らかの特別な感情を呈しているとわかったら,この点について患者と話し合うべきである。患者のホームワークをやり遂げる自信の程度を尋ねることはしばしば有用である(「あなたはこのホームワークをやり遂げる自信が0-100の尺度でどのくらいありますか?」)。もし,自信があまりなければ自信がもてるレベルまでホームワークの難易度を下げることが賢明である。問題解決的アプローチはホームワークに対するアドヒアランスを上げるのに最も有用な方法である。

ノンコンプライアンスの一因である意欲喪失

薬物療法のアドヒアランスの問題に取り組む

服薬コンプライアンスへの取り組み:行動調整の方法

双極性障害患者にとって薬物療法のアドヒアランスは主要な問題であるが,問題解決戦略の階層に従い,もっとも簡単で実用的な解決から始めるべきである。ある研究は患者が薬物療法のアドヒアランスを改善するための特異的で具体的な戦略の開発を援助することの意義を支持している(Mueser et al., 2003)。MeichenbaumとTurk(1987;表21, p.140)は患者が薬を忘れずにのむように援助するようにデザインされた複数介入法についてまとめている。

> **表38　行動的調整**（Meichenbaum & Turk, 1987 より抜粋）
>
> - 適切な場合には家族メンバーを巻き込む
> - アラーム，小さなポケットタイマー，あるいはアラームつきの PDA の使用
> - 服薬を思い出させるチャート
> - 黄色い「ポストイット」を薬箱や冷蔵庫に貼る
> - 特別なカレンダー（うつ病・双極性障害サポート協会で入手できる）
> - 薬箱──日と時間によって量が分けられる
> - アラーム機能つきの特製の薬箱
> - 日常動作に関連して調整され配置された内服戦略（たとえば浴室，朝食のテーブル）
> - 思い出させるために患者に電話する

　一般的な原則として，まずもっとも簡単なレベルの問題から取り組みを始めること，それから段階的により困難な解決へと進む。たとえば，もしも行動を調節するようなアプローチで問題が解決しなければ，アドヒアランスを危うくする役に立たない信念を同定するために薬物療法や自身の病気についての患者の信念を分析することに取り組むことを推奨する。複雑で多様な要因がアドヒアランスの低下に関連している。表39は Meichenbaum と Turk の論文（1987）からアドヒアランスを危うくする可能性のある病気と薬物療法に関する信念についてのキーポイントをまとめる。

> **表39　ノンアドヒアランスの理由**（Meichenbaum & Turk, 1987 より抜粋）
>
> - 治療効果の不確かさ
> - 疾患の経過についての期待
> - 過去の治療の体験
> - 副作用の心配
> - 損失が潜在的な利益を上回るという判断
> - 向精神薬に関する偏見
> - 絶望感やあきらめ
> - 文化的もしくは家族の信念との葛藤

ノンアドヒアランスの理由

　双極性障害の総説によると，約50％の患者が服薬アドヒアランスに問題がある。われわれの経験ではアドヒアランスに問題のある患者に指示的になったり，直面化したり，怒ったりしてもほとんど有効ではない。より指示的なアプローチの代わりに，動機づけ面接（Motivational Interview：MI）は患者の心配事や問題に対応する非強制的な戦略を提供する。MIの目標は，指示的に従わせようとして，治療関係を損ねたり葛藤を増大させる罠に陥ることを避ける点にある。MIは，アドヒアランスの低下が，本来の目標や価値と矛盾し，患者が経験したいとは思わない悪い結果につながることに焦点を当て，患者に服薬アドヒアランスの賛否について自律的な議論を行う。

臨床ダイアログ：服薬コンプライアンスへの取り組み：行動調整の方法

> **臨床スケッチ**
> **服薬アドヒアランスの行動調節**
>
> 治療者：ほかに取り組んでおきたい問題がありますか？
> 患者：はい。私にとって続いている問題は服薬のことです。家にいる時は大丈夫ですが，学校にもどると1カ月後には服薬をやめてしまいます。どうしてなのかわかりません。
> 治療者：意識的に薬をやめていますか，それともただ忘れているだけですか？
> 患者：ええ，忘れてしまいます。何が起こっているかわかりません。
> 治療者：それと，薬をのむことについて，家と学校の違いは何ですか？
> 患者：家では，母が私に服薬を確認します。
> 治療者：ほかの人から思い出させてもらうことに頼っていますか？
> 患者：母に言われて飲むのはある種の心理トリックみたいな感じです。母は私が学校でトラブルがあったことを知っています。
> 治療者：誰もあなたに言わなければ，トラブルに陥ってしまうということですか？
> 患者：はい。私は本当になぜそうなってしまうのかわからないんです。ただそうなってしまいます。
> 治療者：あなたは意識的にそうやっているわけでなく，突然うっかりしてしまうんですね。
> 患者：そうなんです。突然私は何週間も薬がなくなって，ひどく落ち込んで，授業に出なくなるんです。私は精神的に参っています。
> 治療者：それなら，同じことを繰り返さないことが重要です。あなたは家にいる時は「薬はのんだの？」と言われる服薬の合図を持っています。問題は，大学には合図がないことです。どうしたらよいですか？
> 患者：カレンダーを使って薬をのんだ日に特別なしるしをつけることはできそうです。
> 治療者：いいですよ。あなたはカレンダーにしるしをつけることができる。良い提案です。そうすればあなたはカレンダーをチェックすれば自分がどうしているかわかりますから。あなたが予定したことをいつもカレンダーでチェックするようにしていたら特にそうなります。私はあなたにホームワークを出すと予告しておいたと思うのですが，この服薬をカレンダーに毎日つけることは次週までのホームワークとしませんか。
> 患者：え～と，とにかくこれは私のアイデアで……私の弱点を克服するホームワークですね！
> 治療者：ええ，このホームワークは責任を持ってできそうですか，あなた自身を変えるために。

薬についての役に立たない信念に取り組む

服薬についての役に立たない信念への取り組み

　服薬アドヒアランス低下に取り組む強力な戦略は，薬物調整とコミュニケーションの問題に関するより詳細に方向付けられた努力の後で，患者の薬についての役に立たない信念と疾患についての偏見を「非機能的思考記録」を使って直接に取り扱うことである。服薬アドヒアランスの低下の問題は，慢性疾患への罹患や向精神薬の服用の意義についての偏見や非機能的思考と結びついている。糖尿病患者の例えを用いることはこの理解に役立つ。糖尿病患者は，行動の変化（食事と運動），血糖値の注意深い監視，継続的な服薬など疾患を管理するためのさまざまな治療戦略を使って長期に疾患を管理する。

　患者に服薬をやめる決断をする前にどんな考えを抱いたかということを直接尋ねてみると，あるケースでは，患者はもはや「病気とは感じない」，よってもう薬は必要ないと思っていた。われわれの患者の1人は「わたしは思考が明晰になってきたのでもう病気ではないとわかりました。そこで私は薬をのむことをやめました。」と述べた。このケースでは，患者の体験した思考の明晰さの感覚が

実際には軽躁病エピソードと関連していた。治療者は，この明晰さの感覚は，患者を慎重に監視して対処プランを立てる時期を示す警告サインと考えられるという戦略を開発した。しばしば患者は双極性障害についてのいくつかの破滅的な信念を認め，悲観的で絶望的な感情の原因となっていた。患者は薬への「依存」を自律への脅威として体験していた。これは積極的に健康管理をすることで「病気をコントロールする」というようにリフレームすることができる。

4.5.3 物質使用障害を併存する患者の治療

双極性障害患者には高率に物質使用障害が認められることが広く知られている。患者はうつ病の症状（例：不眠，抑うつ気分，倦怠感）や軽躁病／躁病の症状（イライラ，不安）に対抗するためや，軽躁病を持続させるために，物質を使用する。全国規模の調査である STEP-BD プログラムにおいて双極Ⅰ型障害またはⅡ型の適格症例のうち20％が現在の物質使用障害を併存していた。他の物質使用障害の併存率調査では，生涯有病率は40％〜60％であった（Biederman et al., 2000；Zarate & Tohen, 2001；Baldessarini, 2002；Dalton et al., 2003）。物質の使用は，薬物や治療アドヒアランスと同様に，疾患の経過に著しく影響を与えるので，適切な治療を行うためには両方の障害を同時に治療することが必要である。介入は物質使用の影響を患者が評価するのを援助するために Miller と Rollnick（2002）によって開発された動機づけ面接アプローチを組み入れている。

物質使用障害併存症の治療

動機づけ面接によって併存する物質使用障害に取り組む

上述したように，併存する物質乱用は重大な危険因子である。先に引用したデータによると，物質乱用の可能性が除外されるまでは患者が物質を乱用しているとみなすことが重要である。物質乱用の問題を取り扱う上では，ストレスへのコーピング，抑うつ，ネガティブな感情を避ける試み，対人関係の葛藤，その他の問題など，さまざまな視点から患者がなぜ物質を乱用するのかという文脈で取り組むことが重要である。

臨床スケッチ

症例ボブ──「適応するためにマリファナを使う」

ボブは35歳の彫刻家で，彼の交友関係は主に芸術家やその友人達であった。併存する物質乱用の話題がグループミーティングで取り上げられ，次のような会話が続いた。：

ボブ　：ぼくの問題はマリファナを吸う芸術家のグループと親しくしていることだ。ぼくは社会的なつながりを保つために吸わなければいけないように感じている。マリファナによって，うつは軽くなるけど，知らないうちに精神病的になってしまう。
治療者：この点についてちょっと考えてみましょう。ボブ，あなたがマリファナを吸うことで，どんな有害なことや，どんな有益なことがあるとみているかを考えてみましょう。
ボブ　：最も困っているのは精神病的な妄想です。
治療者：時間がもう来ていますが，マリファナを吸うことの利益と不利益のリストを作ってみるのは良いアイデアかもしれませんね。

臨床対話：物質乱用への取り組みにおける動機づけ面接の利用

臨床スケッチ
(続き)

ボブ　　：ああ。
治療者　：次回，あなたは利益と不利益のリストを持ってくることができる？　リストを持ってきてくれると，われわれはそれをグループで討論することができます。その2つのバランスを考えることができる。次のセッションでこれを取り上げていいです？
ボブ　　：ああ。いいよ。

翌週，彼が1週間の報告をする番がまわってきた。

治療者　：ボブ，計画通りリストを作ることができたかい？
ボブ　　：ああ。
治療者　：前回ここにいなかった人達のために説明するが，マリファナの問題を話題にし，それについて話した時，ボブにマリファナ使用の利益と不利益についてリストを作ってもらうことを依頼したんだ。
ボブ　　：え～と，ここ2～3週間は吸ってないんだ。先週土曜日の晩にゲイルが持ってきた時に，久しぶりに一緒に吸ったけど，あまりよくなかったね。使用の利益と不利益のことだけど，利益はうつの気分を一時的に持ち上げることだね。それと一時的に怒りの感情も和らげる。うちのめされた気分も持ち上げる。そして共通の体験を持つことで，グループとの社会的な結びつきを感じる助けになる。問題はそれが妄想を悪化させること，精神病的な感じを強めること。
治療者　：君は精神病的な感じと言ったが，それは何を意味するの？
ボブ　　：妄想のこと？
治療者　：う～ん，それと精神病的な感じ。
ボブ　　：え～と，ぼくはそれをどう言ったらいいかわからないな。妄想も含まれるんだけど，でも，それを何と言い表したらいいかわからない。どこで，自己が終わり，残りの世界が始まるのかわからないような，確かに違う感じなんだ。不愉快なという意味ではないんだ。それは確かに少し気持ちが良い，けれど機能しない。そこで家に帰ってさみしくなった時，ぼくはより良い気分になるためにマリファナを吸うんだが，そうすると妄想が生じて，もっとさみしくなって，だからもっと吸ってしまう。それは一種の悪循環だ。
治療者　：すると，短期的には安堵感を少し得られる，それは良い効果だが，より長期的には，孤独感と抑うつ気分を強めてしまう。
ボブ　　：その通り。それからぼくは社会的なつながりを捨てたくないと書いた。仲間のグループを持つことは重要だ。で，ぼくはグループで吸うだけにして，決して家で吸わないようにすべきだと考えていた。でもこの土曜日の後，ぼくはほかの誰かと一緒に吸っていても妄想的になることに気づいたんだ。だから本当は何も利益はないんだ。
治療者　：君はマリファナを吸うことでグループとより親密になることを期待していたが，考えてみると，それに確信が持てなくなった……？
ボブ　　：ああ。ぼくは社会的なつながりのために吸っていたんだ。でも，その後自分が適切なことをしているのか疑問に思うようになり，妄想的になった。その後，ぼくはグループから離れたくなった。ぼくが思っていたようにはグループは機能していないんだ。あえて説明すると，グループ全体がモノポリーのゲームをしていて，ぼくはプレイしないという感じかな。
治療者　：社会的なつながりは大切だね。たぶんグループと有害でないつながりの方法についてアイデアを持っている。そこが行き詰まっているところかい。
ボブ　　：ああ。ぼくは本当につながりを持ちたいんだ。
治療者　：君はグループに受け入れられたい，グループにいるためにマリファナを吸わないといけないのか？
ボブ　　：う～ん，それは本当に問題だ。わからない。ぼくは彼らがぼくを芸術家として受け入れていると感じるけど，ぼくがわからない面もあるんだ。
グループメンバー：君は2つの物が混じりあったラテのように何か代わりの物を思いつくこ

> **臨床スケッチ**
> (続き)
>
> とができるかい？
> ボブ：彼らがぼくにマリファナを勧めないように伝えるべきなんだろう。
> 治療者：もしも君が彼らに「ぼくはマリファナを吸いたくない」と言ったらどうだろう？
> ボブ：それは大丈夫だと思う。彼らがぼくを仲間はずれにするとは思わない。もしそう言ったとしてもぼくはまだグループにいたいと思う。でもぼくはあの感じを抱かせるマリファナは吸いたくないんだ。これは大丈夫だと思う。
> 治療者：実験としてそれを試してみる気はあるかい？
> ボブ：うん。ぼくは彼らをあきらめたくない。これを書き下ろすのにグループはとても役立ったんだ。
> 治療者：君は彼らに言うことができるかい？
> ボブ：うん。
> 治療者：ロールプレイをした方がいい？
> ボブ：いや、大丈夫だ。ぼくは彼らに話すことができる。けれども、先生がそのようなことをあきらめないといけないとしたら怖いな。ぼくは彼らに話してみて、それから結果を報告する。もし悪循環から少しでもぬけだせたら、ましになると思う。このことを検討してくれてありがとう。助かったよ。
>
> 8ヵ月後のグループの最後のブースターセッションで
>
> ボブ：このグループで良かったことのひとつは、マリファナを吸うのをやめることができたことだ。ここの誰もぼくに麻薬をやめるべきだと怒鳴ることはなかった。たぶんそう言われてもただ無視したと思うけど。けれどもみんなはぼくがマリファナから何を得ているか、実際にはそれがぼくに何をしているかを考える手助けをしてくれた。そしてぼくは自分自身でやめることを決断できたんだ。

> **臨床スケッチ**
> 臨床場面　物質乱用の損失と利益を評価する
>
> 治療者：では、私達はアルコールや薬物の使用が与える利益と不利益の可能性ついて話し合いました。さらにもう少し掘り下げてみようと思います
> 患者：え〜と、私はいつも退屈に感じたときマリファナを吸ってそれからテレビを見ます。
> 治療者：わかりました、［ボードに行き練習問題と書く］ここにあなたがしていることの利益と損失について考える方法があります。今、あなたが私に話してくれたマリファナを吸うことの利益のひとつは退屈に感じることから防いでくれるということですね、あっていますか？
> 患者：はい。私は一日中マリファナを吸って、テレビをみて、退屈することがありません。
> 治療者：(冗談ぽく)う〜ん、それは強いドラッグですね。テレビを面白くするドラッグ。「テレビを面白くする」を利益として書いておきましょう。
> 患者：(笑いながら)わかりました。
> 治療者：あなたはストレスを感じた時やゆううつな時にマリファナを吸うことがありますか？
> 患者：はい。私のうつを癒します。それは問題をとるにたらないものにしてくれます。
> 治療者：ほかにも利益がありそうですか？
> 患者：実際何もありません。それは私の対人関係を悪くします。
> 治療者：それではそのことを「損失」の下に書きます。
> 患者：私は会話がうまくできず、集中することが難しくなっています。
> 治療者：う〜ん、あなたは薬物テストにパスしなければならないとも言っていました。なのであなたが就きたいと思う新しい仕事に応募することができません。それも損失になりますか？

臨床対話：物質乱用の損失と利益の評価

> **臨床スケッチ**
> （続き）
>
> 患者　：はい。それに私は眠りすぎます。また私は一晩に 10 本のビールを飲みます。
> 治療者：それはあなたにとって問題ですか？
> 患者　：え〜と，眠りすぎです。それに 1 週間に 1 回は二日酔いになります。
> 治療者：アルコールは気分を良くしたり，不安から解放してくれますか？
> 治療者：私たちはリストに全てを書き出せましたか？
> 患者　：え〜と，マリファナは私を怠惰にします。
> 治療者：それは問題ですか？
> 患者　：それほどでもありません。
> 治療者：私たちのリストは利益と損失という点において完成しましたか？ あなたは女性と出会うという長期的な目標についても話していました。──これはマリファナやアルコールの使用によってどのような影響を受けますか？
> 患者　：もしも私がアルコールをやめたら，浮き沈みが激しくなりますよ。
> 治療者：ならば，それは損失になりますか？
> 患者　：はい。

4.6　まとめ

　双極性障害患者を治療する臨床家は，自殺の危険，治療アドヒアランスの問題，合併する物質使用障害を含む，多くの特有な臨床的課題に直面することが多い。それぞれの問題を対象とした個別の戦略について概説した。治療を成功させるために，臨床家は治療アプローチに柔軟性を持ち，たくさんの専門化した介入をより標準的なエビデンスに基づいた治療アプローチに組み入れていく必要がある。

5. 参考図書

　この項では，専門家がより詳細な情報や背景となる情報を知り得るために参考となる文献を紹介する。それぞれの文献に簡単な（2〜5行）注釈を付ける。

Basco, M.R., & Rash, A. Join (1996). *Cognitive-behavioral therapy for Bipolar Disorder.* New York: Guilford.
　専門家に向けた具体的かつ実用的な認知行動的戦略に焦点を当てた双極性障害に対する最初期の包括的な心理社会的治療マニュアル。

Bauer, M., & McBride, L. (2003). *Structured group therapy for bipolar disorder: the life goals program.* New York: Springer Publishing Company.
　詳細な治療マニュアルを含んだ唯一の集団治療アプローチ。

Beck, A.T., Rush, A.J., Shaw, B.F., & Emery, G. (1979). *Cognitive therapy of depression.* New York: Guilford. 坂野雄二監訳　神村栄一，清水里美，前田基成訳『新版うつ病の認知療法』（岩崎学術出版社，2007）
　認知行動療法の基本的な技法についての優れた学習参考書。1979年に発表されたものであるが，認知療法の基本的な技法が示されている。

Beck, J. (1995). *Cognitive Therapy: Basics and Beyond.* New York: Guilford. 邦訳：伊藤絵美，神村栄一，藤澤大介訳『認知療法実践ガイド基礎から応用まで』（星和書店，2004）
　認知行動療法の基本的な技法についての優れた学習参考書。

Goodwin, F.K., & Jamison, K.R. (1990). *Manic-depressive illness.* New Yeek: Oxford University Press.
　包括的な研究に基づいた双極性障害の様々な側面に注目した資料となる教科書。いまだ，利用可能な最も優れた包括的なサマリーである。

Lam, D.H., Jones, S.H., Hayward, P., & Bright, J.A. (1999). *Cognitive therapy for bipolar disorder: a therapist's guide to concepts, methods and practice.* New York: John Wiley.
　前駆症状に対する初期介入が持つ役割に注目した，双極性障害のための最初の認知行動療法治療マニュアル。

Miklowitz, D.J., & Goldstein, M.J. (1997). *Bipolar disorder: a family-focused approach.* New York: Guilford.
　双極性障害における家族アプローチを示した，エビデンスに基づく最初の包括的な治療マニュアル。

Miklowitz, D.J. (2002). *The bipolar disorder survival guide: what you and your family need to know.* New York: Guilford.
　双極性障害患者やその家族のための優れた資料。この一般向け図書は十分な調査および明確な記述がなされおり，具体的なコーピングツールや役立つ資料が盛り込まれている。

Newman, C.F., Leahy, R.L., Beck, A.T., Reilly-Harrington, N.A., & Gyulai, L. (2002). *Bipolar disorder: a cognitive therapy approach*. Washington, DC: American Psychological Association.
双極性障害に対する認知的戦略についての，優れたサマリーである。

Persons, J., Davidson, J., & Tompkins, M.A. (2001). *Essential components of cognitive behavioral therapy for depression*. Washington, DC: American Psychological Association.
認知行動療法の基本的な技法についての，優れた学習参考書。

Scott, J. (2001). *Overcoming mood swings: a self-help guide to using cognitive behavioral techniques*. New York: New York University Press.
双極性障害患者のための認知行動的戦略を組み込んだ優れた自助本。

6 文　献

Akiskal, H.S. (2005). Mood. disorders: Clinical features. In B.J. Sadock & V.A. Sadock (Eds.), *Kaplan & Sadock's comprehensive textbook of psychiatry* (8th ed., Vol. I, pp. 1611–1652). Philadelphia: Lippincott, Williams & Wilkins.

Altman, E.G., Hedeker, D.R., Peterson, J.L., & Davis, J.M. (1997). The Altman Self-Rating Mania Scale. *Biological Psychiatry, 42*, 948–955.

American Psychiatric Association (2000). *Diagnostic and statistical manual of mental disorders: DSM-IV-TR* (4th ed.). Washington, DC: APA.

American Psychiatric Association. (2004). *Practice guidelines for the treatment of psychiatric disorders*. Arlington, VA: APA.

Angst, J., Sellaro, R., & Angst, F. (1998). Long-term outcome and mortality of treated versus untreated bipolar and depressed patients: A preliminary report. *International Journal of Psychiatry in Clinical Practice, 2*(2), 115–119.

Baldessarini, R.J. (2002). Treatment research in bipolar disorder: issues and recommendations. *CNS Drugs, 16*(11), 721–729.

Barlow, D.H. (2001). *Clinical handbook of psychological disorders: a step-by-step treatment manual* (3rd ed.). New York: Guilford Press.

Basco, M.R., & Rush, A.J. (1996). *Cognitive-behavioral therapy for bipolar disorder*. New York: Guilford Press.

Beck, A.T., & Garbin, M.G. (1988). Psychometric properties of the Beck Depression Inventory: Twenty-five years of evaluation. *Clinical Psychology Review, 8*(1), 77–100.

Beck, A.T., Rush, A.J., Shaw, B.F., & Emery, G. (1979). *Cognitive therapy of depression*. New York: Guilford Press.

Beck, A.T., Weissman, A., & Lester, D. (1974). The measurement of pessimism: The Hopelessness Scale. *Journal of Consulting & Clinical Psychology 42*(6), 861–865.

Benazzi, F., & Akiskal, H. (2003). Clinical and factor-analytic validation of depressive mixed states: A report from the Ravenna-San Diego collaboration. *Current Opinion in Psychiatry, 16*(Suppl 2), S71–S78.

Biederman, J., Faraone, S.V., Wozniak, J., & Monuteaux, M.C. (2000). Parsing the association between bipolar, conduct, and substance use disorders: A familial risk analysis. *Biological Psychiatry, 48*(11), 1037–1044.

Blanch, A., Fisher, D., Tucker, W., & Chassmann, J. (1997). Consumer-practioners share insights about recovery and coping. In L. Spaniol, M. Koehler, & C. Gagne (Eds.), *Psychological and social aspects of psychiatric disability*. Boston: Boston University Center for Psychiatric Rehabilitation.

Bongar, B., Berman, A., Maris, R.W., Harris, E., Packman, W.L. (1992). *Risk management with suicidal patients*. New York: Guilford Press.

Burns, D. (1999). *Feeling good: The new mood therapy*. New York: Avon Books.

Cochran, S.D. (1984). Preventing medication non-compliance in the outpatient treatment of bipolar affective disorders. *Journal of Consulting and Clinical Psychology 52*(5) 873–878.

Colom, F., Vieta, E., & Martinez-Arán, A. (2003). A randomized trial on the efficacy of group psychoeducation in the prophylaxis of recurrences in bipolar patients whose disease is in remission. *Archives of General Psychiatry, 60*(4), 402–407.

Dalton, E.J., Cate Carter, T.D., Mundo, E., Parikh, S.V., & Kennedy, J.L. (2003). Suicide risk in bipolar patients: The role of co-morbid substance use disorders. *Bipolar Disorders, 5*(1), 58–61.

Denticoff, K.D., Leverich, G.S., Nolen, W.A., Rush, A.J., McElroy, S.L., Keck, P.E., & Suppes, X.Y. (2000). Validation of the prospective NIMH-Life-Chart Method (NIMH-LCM-super (TM)-p) for longitudinal assessment of bipolar illness. *Psychological Medicine, 30*(6), 1391–1397.

Dixon, L., McFarlane, W.R., & Lefley, H. (2001). Evidence-based practices for services to families of people with psychiatric disabilities. *Psychiatric Services, 52*(7), 903–910.

Ehlers, C.L., Frank, E., & Kupfer, D.J. (1988). Social zeitgebers and biological rhythms. *Archives of General Psychiatry, 45*(10), 948–952.

Frank, E., Hlastala, S., Ritenour, A., Houck, P., Tu, X.M., Monk, T.H., et al. (1997). Inducing lifestyle regularity in recovering bipolar disorder patients: Results from the maintenance therapies in bipolar disorder protocol. *Biological Psychiatry, 41*(12), 1165–1173.

Frank, E., Swartz, H.A., & Kupfer, D.J. (2000). Interpersonal and social rhythm therapy: Managing the chaos of bipolar disorder. *Biological Psychiatry 48*(6), 593–604.

Frank, E., Swartz, H.A., Mallinger, A.G., Thase, M.E., Weaver, E.V., & Kupfer, D.J. (1999). Adjunctive psychotherapy for bipolar disorder: Effects of changing treatment modality. *Journal of Abnormal Psychology 108*(4), 579–587.

Goldstein, M.J., & Miklowitz, D.J. (1994). Family intervention for persons with bipolar disorder. *New Directions in Mental Health Services, 62*, 23–35.

Goodwin, F.K., & Jamison, K.R. (1990). *Manic-depressive illness*. New York: Oxford University Press.

Greenhouse, W.J., Meyer, B., & Johnson, S.L. (2000). Coping and medication adherence in bipolar disorder. *Journal of Affective Disorders, 59*(3), 237–241.

Gutierrez, M.J., & Scoff, J. (2004). Psychological treatment for bipolar disorders: A review of randomized controlled trials. *European Archives of Psychiatry and Clinical Neuroscience, 254*(2), 92–99.

Harrington, R., & Myatt, T. (2003). Is preadolescent mania the same condition as adult mania? A British perspective. *Biological Psychiatry, 53*(11), 961–969.

Hirschfeld, D.R., Gould, R.A., Reilly-Harrington, N.A., Morabito, C., Cosgrove, V., Guille, V., Friedman, S., & Sachs, G.S. (1998). Short-term adjunctive cognitive-behavioral group therapy for bipolar disorder: Preliminary results from a controlled trial. Paper presented at a meeting of the Association for the Advancement of Behavior Therapy, Washington, DC.

Hirschfeld, R.M., Williams, J.B., Spitzer, R.L., Calabrese, J.R., Flynn, L., Keck, P.E., Jr., et al. (2000). Development and validation of a screening instrument for bipolar spectrum disorder: The Mood Disorder Questionnaire. *American Journal of Psychiatry, 157*(11), 1873–1875.

Hilty, D.M., Brady, K.T., & Hales, R.E. (1999). A review of bipolar disorder among adults. *Psychiatric Services, 50*(2), 201–213.

Huxley, N.A., Parikh, S.V., & Baldessarini, R.J. (2000). Effectiveness of psychosocial treatments in bipolar disorder: State of the evidence. *Harvard Review of Psychiatry, 8*(3), 126–140.

International Consensus Group on Bipolar I Depression Guidelines. (2004). *Journal of Clinical Psychiatry, 65*(4), 569–579.

Johnson, S.L., & Leahy, R.L. (2004). *Psychological treatment of bipolar disorder.* New York: Guilford Press.

Judd, L.L., Akiskal, H.S., Schettler, P.J., Coryell, W., Maser, J., Rice, J.A., et al. (2003). The comparative clinical phenotype and long term longitudinal episode course of bipolar I and II: A clinical spectrum or distinct disorders? *Journal of Affective Disorders, 73*(1), 1932.

Kent, L., & Craddock, N. (2003). Is there a relationship between attention deficit hyperactivity disorder and bipolar disorder? *Journal of Affective Disorders, 73*(3), 211–221.

Kessler, R.C. (1999). "Patterns and predictors of treatment contact after first onset of psychiatric disorders": Reply. *American Journal of Psychiatry, 156*(5), 812.

Kessler, R.C., Borges, G. & Walters, E.E. (1999). Prevalence of and risk factors for lifetime suicide attempts in the National Comorbidity Survey. *Archives of General Psychiatry, 56*(7), 617–626.

Lam, D., & Gale, J. (2000). Cognitive behavior therapy: Teaching a client the ABC model – the first step towards the process of change. *Journal of Advanced Nursing, 31*(2), 444–451.

Lam, D., & Wong, G. (1997). Prodromes, coping strategies, insight and social functioning in bipolar affective disorders. *Psychological Medicine, 27*(5), 1091–1100.

Lam, D., Wong, G., & Sham, P. (2001). Prodromes, coping strategies and course of illness in bipolar affective disorder – a naturalistic study. *Psychological Medicine, 31*(8), 1397–1402.

Lam, D.H., Bright, J., Jones, S., Hayward, P., Schuck, N., Chisholm, D., & Sham, P. (2000). Cognitive therapy for bipolar illness: A pilot study of relapse prevention. *Cognitive Therapy & Research, 24*(50), 503–521.

Lam, D.H., Hayward, P., Watkins, E.R., Wright, K., & Sham, P. (2005). Relapse prevention in patients with bipolar disorder: Cognitive therapy outcome after 2 years. *American Journal of Psychiatry 162*(2), 324–329.

Lam, D.H., Jones, S.H., Hayward, P., & Bright, J. (1999). *Cognitive therapy for bipolar disorder: A therapist's guide to concepts, methods, and practice.* Chichester, NY: Wiley.

Lam, D.H., Watkins, E.R., Hayward, P., Bright, J., Wright, K., Kerr, N., et al. (2003). A randomized controlled study of cognitive therapy for relapse prevention for bipolar affective disorder: Outcome of the first year. *Archives of General Psychiatry 60*(2), 145–152.

Lambert, M.J. (2004). *Bergin and Garfield's handbook of psychotherapy and behavior change* (5th ed.). New York: Wiley.

Leverich, G.S., Altshuler, L.L., & Frye, M.A. (2003). Factors associated with suicide attempts in 648 patients with bipolar disorder in the Stanley Foundation Bipolar Network. *Journal of Clinical Psychiatry 64*(5), 506–515.

Lewinsohn, P.M., Munoz, R.F., Youngren, M.A., & Zeiss, A.M. (1986). *Control your depression.* New York: Prentice Hall.

Maier, W., & Sandmann, J. (1993). Validation of diagnoses according to psychiatric diagnostic manuals in follow-up studies, exemplified by affective and schizophrenic diseases. *Nervenarzt, 64*(3), 160–168.

Malkoff-Schwartz, S., Frank, E., & Anderson, B. (1998). Stressful life events and social rhythm disruption in the onset of manic and depressive bipolar episodes. *Archives of General Psychiatry 55*(8), 702–707.

Marlatt, G.A. (1996). Models of relapse and relapse prevention: A commentary. *Journal of Experimental and Clinical Psychopharmacology 4*, 55–60.

McIntyre, R.S., Konarski, J.Z., & Yatham, L.N. (2004). Comorbidity in bipolar disorder: A framework for rational treatment selection. *Human Psychopharmacology 19*(6), 369–386.

Meichenbaum, D., & Turk, D.C. (1987). *Facilitating treatment adherence: A practitioner's guide.* New York: Plenum Press.

Merikangas, K.R., & Low N.C.P. (2004). The epidemiology of mood disorders. *Current Psychiatry Reports, 6,* 411–421.

Miklowitz, D.J. (2002). *The bipolar disorder survival guide: What you and your family need to know.* New York: Guilford Press.

Miklowitz, D.J. (2004). The role of family systems in severe and recurrent psychiatric disorders: A developmental psychopathology view. *Developmental Psychopathology 16*(3), 667–688.

Miklowitz, D.J., & Alloy, L.B. (1999). Psychosocial factors in the course and treatment of bipolar disorder: Introduction to the special section. *Journal of Abnormal Psychology, 108*(4), 555–557.

Miklowitz, D.J., George, E.L., Richards, J.A., Simoneau, T.L., & Suddath, R.L. (2003). A randomized study of family-focused psychoeducation and pharmacotherapy in the outpatient management of bipolar disorder. *Archives of General Psychiatry 60*(9), 904–912.

Miklowitz, D.J., & Goldstein, M.J. (1997). *Bipolar disorder: A family-focused treatment.* New York: Guilford Press.

Miklowitz, D.J., Goldstein, M.J., Nuechterlein, K.H., Snyder, K.S., & Mintz, J. (1988). Family factors and the course of bipolar affective disorder. *Archives of General Psychiatry 45*(3), 225–231

Miller, W.R., & Rollnick, S. (2002). *Motivational interviewing: Preparing people for change* (2nd ed.). New York: Guilford Press.

Mueser, K.T., Corrigan, P.W., Hilton, D.W., Tanzman, B., Schaub, A., Gingerich, S., et al. (2002). Illness management and recovery: A review of the research. *Psychiatric Services, 53* (10), 1272–1284.

Newman, C.F., Leahy, R.L., Beck, A.T., Reilly-Harrington, N., & Gyulai, L. (2002). *Bipolar disorder: A cognitive therapy approach.* Washington, DC: American Psychological Association.

Peele, P.B., Xu, Y., & Kupfer, D.J. (2003). Insurance expenditures on bipolar disorder: Clinical and parity implications. *American Journal of Psychiatry, 160*(7), 1286–1290.

Perry, A., Tarrier, N., Morriss, R., McCarthy, E., & Limb, K. (1999). Randomised controlled trial of efficacy of teaching patients with bipolar disorder to identify early symptoms of relapse and obtain treatment. *British Medical Journal, 318*(7177), 149–153.

Post, R.M., & Altshuler, L.L. (2005). Mood disorders: Treatment of bipolar disorders. In B.J. Sadock & V.A. Sadock (Eds.), *Kaplan & Sadock's comprehensive textbook of psychiatry* (8th ed.). Philadelphia: Lippincott, Williams & Wilkins.

Post, R.M., & Leverich, G.S. (1997). *The NIMH life chart manual for recurrent affective illness*. Bethesda, MD: National Institute of Mental Health.

Post, R.M., Leverich, G.S., Altshuler, L.L., Frye, M.A., Suppes, T., Keck, P.E., et al. (2003). An overview of recent findings of the Stanley Foundation bipolar network (Part I). *Bipolar Disorders, 5*, 310–319.

Post, R.M., Roy-Byme, P.P., & Uhde, T.W. (1988). Graphic representation of the life course of illness in patients with affective disorder. *Archives of General Psychiatry 145*(7), 844–848.

Rihmer, Z., & Angst, J. (2005). Mood disorders: Epidemiology. In B.J. Sadock & V.A. Sadock (Eds.), *Kaplan & Sadock's comprehensive textbook of psychiatry* (8th ed., Vol. I, pp. 1575–1582). Philadelphia: Lippincott, Williams & Wilkins.

Rush, A.J., Giles, D.E., & Schlesser, M.A. (1985). The Inventory of Depressive Symptomatology (IDS): Preliminary findings. *Psychiatric Resources, 18*, 65–87.

Rush, A.J., Gullion, B.B., & Basco, M.R. (1996). The Inventory of Depressive Symptomatology (IDS): Psychometric properties. *Psychological Medicine, 26*, 477–486.

Sachs, G.S. (2004). Strategies for improving treatment of bipolar disorder: integration of measurement and management. *Acta Psychiatrica Scandanavica, 110*(Suppl. 422), 7–17.

Sachs, G.S., & Cosgrove, V.E. (1998). Bipolar disorder: Current treatments and new strategies. *Cleveland Clinical Journal of Medicine, 65*, Suppl. 1, SI31–37; discussion SI45–37.

Sachs, G.S., Printz, D.J., Kahn D.A., Carpenter, D., & Doherty, J.P. (2000). The expert consensus guidelines series: Medication treatment for bipolar disorder. *Postgraduate Medicine*, April: 1–104.

Sadock, B.J., & Sadock, V.A. (Eds.). (2005) *Kaplan & Sadock's comprehensive textbook of psychiatry* (8th ed.). Philadelphia: Lippincott, Williams & Wilkins.

Scott, J. (2002). Using Health Belief Models to understand the efficacy-effectiveness gap for mood stabilizer treatments. *Neuropsychobiology, 46*, Suppl. 1, 13–15.

Scott, J., Garland, A., & Moorhead, S. (2001). A pilot study of cognitive therapy in bipolar disorders. *Psychological Medicine, 31*(3), 459–467.

Scott, J., & Pope, M. (2002). Self-reported adherence to treatment with mood stabilizers, plasma levels, and psychiatric hospitalization. *Archives of General Psychiatry 159*(11), 1927–1929.

Scott, J., & Tacchi, M.J. (2002). A pilot study of concordance therapy for individuals with bipolar disorders who are non-adherent with lithium prophylaxis. *Bipolar Disorders, 4*(6), 386–392.

Serretti, A. (2002). Clinical and demographic features of mood disorder subtypes. *Psychiatry Research, 112*(3), 195–210.

Slama, F., Belliver, F., Henry, C., Rousseva, A., Etain, B., Rouillon, F., & Leboyer, M. (2004). Bipolar patients with suicidal behavior: Toward identification of a clinical sub-group. *Journal of Clinical Psychiatry, 65*, 1035–1039.

Spearing, M.K., Post, R.M., & Leverich, G.S. (1997). Modification of the Clinical Global Impressions (CGI) scale for use in bipolar illness (BP): The CGI-BP. *Psychiatry Research, 73*(3), 159–171.

Suppes, T., Swann, A.C., Dennehy, E.B., Habermacher, E.D., Mason, M., Crismon, M.L., et al.

(2001). Texas Medication Algorithm Project: Development and feasibility testing of a treatment algorithm for patients with bipolar disorder. *Journal of Clinical Psychiatry, 62*(6), 439–447.

Tillman, R., Geller, B., Bolhofner, K., Craney, J.L., Williams, M., & Zimerman, B. (2003). Ages of onset and rates of syndromal and subsyndromal comorbid DSM-IV diagnoses in a prepubertal and early adolescent bipolar disorder phenotype. *Journal of the American Academy of Child and Adolescent Psychiatry, 42*(12), 1486–1493.

Tondo, L. Isacsson, G. & Baldessarini, R.J. (2003). Suicidal behaviour in bipolar disorder: Risk and prevention. *CNS Drugs, 17*(7), 491–512.

Thomas, P. (2004). The many forms of bipolar disorder: A modern look at an old illness. *Journal of Affective Disorders, 79,* 3–8.

Williams, J.B.W (1988). A structured interview guide for the Hamilton Depression Rating Scale. *Archives of General Psychiatry, 45,* 742–747.

Young, R.C., Biggs, J.T., & Ziegler, V.E. (1978). A rating scale for mania. *British Journal of Psychiatry 133,* 429–435.

Zarate, C.A.J.R., & Tohen, M.F. (2001). Bipolar disorder and comorbid substance use disorders. In J.R. Hubbard & P.R. Martin (Eds.), *Substance abuse in the mentally and physically disabled* (pp. 59–75). New York: Marcel Dekker.

Zaretsky, A. (2003). Targeted psychosocial interventions for bipolar disorder. *Bipolar Disorders, 5,* Suppl. 2, 80–87.

7 付録：ツールと資料

付録1　DSM-Ⅳ-TR と ICD-10 の比較

296.6x	双極Ⅰ型障害，最も新しいエピソードが混合性	F31.6	双極性感情障害，現在混合性エピソード
296.x5	部分寛解	F31.7	双極性感情障害
296.x6	完全寛解		現在寛解
296.7	双極Ⅰ型障害，最も新しいエピソードが特定不能	F31.9	双極性感情障害，特定不能のもの
296.89	双極Ⅱ型障害（軽躁病エピソードを伴う反復性うつ病エピソード）	F31.8	他の双極性感情障害
301.13	気分循環性障害	F34	気分循環症
296.80	特定不能の双極性障害	F31.9	双極性感情障害，特定不能のもの
293.83	一般身体疾患による気分障害	F06.xx	
292.84	物質誘発性気分障害		
		F34	持続性気分［感情］障害
		F38.0*	他の単発性気分［感情］障害
		F38.8*	他の特定の気分［感情］障害
296.9	特定不能の気分障害	F39	特定不能の気分［感情］障害

*このカテゴリーにおける世界保健機構（WHO）の注記：重症度や期間が不十分なためF30-F34の分類に当てはまらないその他の気分障害

付録2 治療協同契約書

治療目標

　あなたのもっとも重要な治療目標をあげましょう。できるだけ具体的に記入してください。曖昧で抽象的なものは避けてください。理想的には，いくらか努力すれば達成でき自信がもてる，妥当なものが良いでしょう。

_____

_____

_____

_____

気分のモニタリング

　（あなたが規則的に毎日の気分モニタリングをできるようにする作業方法を書き込みましょう）

_____

_____

_____

_____

うつ・躁の早期警告サインの同定

　注意すべき重要な"赤信号"は：

うつの場合：

_____

_____

躁の場合：

_____

_____

以降の3ページは，治療において利用する場合に限り複製可能。
(From: R.P. Reiser & L.W. Thompson: Bipolar Disorder) ©2005 Hogrefe & Huber Publishers

対処計画の作成

（うつ・躁を悪化させないようにするための具体的なステップ）

うつの場合：
_____
_____

躁の場合：
_____
_____

治療効果を最大限に得る：規則正しく治療に参加することの重要性

　効果的な治療を進めるためには，規則正しくセッションに参加することが必要です。良い時期もあれば悪い時期もあり，その間に定期的に参加したくなく時期もあるでしょう。グループ治療への参加を難しくするかもしれないことをあげてみましょう。

1. _____
2. _____
3. _____

　上記の問題を解決し，規則正しく治療に参加するための計画をあげてみましょう。

1. _____
2. _____
3. _____

(From: R.P. Reiser & L.W. Thompson: Bipolar Disorder)

©2005 Hogrefe & Huber Publishers

薬物治療の重要性

　精神療法のセッションに定期的に参加することに加えて，精神科医による薬物治療をきちんと継続することが非常に重要です。そして効果的な薬物治療を進めるためには，規則正しい服薬計画を立てることが必要です。良い時期もあれば悪い時期もあり，その間に定期的に服薬したくなく時期もあるでしょう。今後服薬を難しくすると予測できること（あるいは過去に難しかったこと）をいくつかあげてみましょう。

1. _____
2. _____
3. _____

　上記の問題を解決し，規則正しく服薬するための計画をあげてみましょう。

1. _____
2. _____
3. _____

重要な他者と一緒に確認すること――サポートシステムをみつけ利用すること

　自分のおこなっていることがうまくやっていることを信頼する重要な他者と一緒に確認する時間が必要です。以下の欄に，これまで自分の助けになってくれサポートしてくれた人物をあげ，今後躁病およびうつ病エピソードや重大な気分の波が生じた際に，人生に関わる重要な決断をする前にこの人物に相談して話し合うようにしましょう。

氏　名	関　係	電話番号

　私は重篤なうつや躁状態でない時に，この治療共同契約書に署名し，うつや躁のエピソードを上手にコントロールできるようになるために，自身でより良い決断をし上記に記した項目等を振り返り，今後，気分の波が生じる期間に備えることに同意します。

署　名_____　日　付_____

(From : R.P. Reiser & L.W. Thompson : Bipolar Disorder)

©2005 Hogrefe & Huber Publishers

付録3 双極性障害治療におけるセッションアジェンダの見本

☐ セッションアジェンダの設定
☐ 先週の気分グラフの確認（5〜10分）
☐ 自宅練習課題のふりかえり（自動思考記録を含む）

介入方法の選択（当てはまるもの全てにチェックする）

☐ 病気について偏見をなくすために家族との作業
☐ コミュニケーションおよび問題解決を促進するための家族との作業
☐ 患者に自殺企図が生じた際の危機介入計画の作成
☐ 不眠／激越に対する頓服薬について医師と相談
☐ 個別の対処計画の作成――気分モニタリングスキル
☐ 個別の対処計画の作成――早期警告サインの同定
☐ 個別の対処計画の作成――具体的な対処方法の発展，優先順位付け
☐ 否定的自動思考への対処――自動思考記録
☐ 活動スケジュール作り――好ましい出来事
☐ 段階的な課題設定
☐ 優先目標の設定
☐ 構造化された活動と日課の開発
☐ 過剰な刺激を軽減する方法
☐ 他の行動的技法＿＿＿＿＿＿＿＿＿＿＿＿＿＿＿＿＿＿＿＿＿＿＿＿＿＿＿
☐ 他の認知的技法＿＿＿＿＿＿＿＿＿＿＿＿＿＿＿＿＿＿＿＿＿＿＿＿＿＿＿
☐ 服薬コンプライアンスを向上するための動機づけ面接の利用

☐ 自宅練習（ホームワーク）の設定＿＿＿＿＿＿＿＿＿＿＿＿＿＿＿＿＿＿＿＿

メモ：セッションは，双極性障害の患者に対する中核的なCBTスキルを，治療段階や知的レベルに応じて柔軟に適用する。一般的に，治療者は治療段階に適した少なくとも1つの中核的なスキルに焦点を当てるべきである。セッションにおいて，スキル全体の中で何が最も価値があるかを考慮するとともに，個々の必要性に応じて，特定の練習を選択すべきである。

付録4 気分チャート（Basco & Rush 翻案，1996）

気分チャート

名　前：
週：

躁			月	火	水	木	金	土	日
＋5	極度の躁		・	・	・	・	・	・	・
＋4	かなりの躁 有意な機能障害		・	・	・	・	・	・	・
＋3	高い	快適な範囲	・	・	・	・	・	・	・
＋2	快適な範囲の上限		・	・	・	・	・	・	・
＋1	いつもより楽しい		・	・	・	・	・	・	・
0	快適な範囲の真ん中		・	・	・	・	・	・	・
－1	いつもより低い		・	・	・	・	・	・	・
－2	快適な範囲の下限		・	・	・	・	・	・	・
－3	うつ		・	・	・	・	・	・	・
－4	かなりのうつ 有意な機能障害		・	・	・	・	・	・	・
－5	極度のうつ		・	・	・	・	・	・	・
睡眠時間									
他の症状（0〜10）									

上記で測定した気分を除いて，イライラや不安といった他の症状をはかります。あなたの気分に影響を与えた週に起こった重要な出来事をみつけてみましょう。

ノート（気分変動の原因となった出来事および利用した効果的な対処方法）：

このページは，治療において利用する場合に限り複製可能。
(From：R.P. Reiser & L.W. Thompson：Bipolar Disorder)　　　©2005 Hogrefe & Huber Publishers

付録5 うつ・躁のサインの同定

項　目	うつ状態	躁状態
どのように感じているか 　悲しい／憂うつ 　不　安 　怒　り 　激　越 　恥ずかしい 　嬉しい 　高　揚 　焦　燥 　茫　然 　死にたい 　絶　望		
どんな行動をしているか 　社会的な交際のレベル 　落ち着かなさ 　活動性のレベル 　話の速さ 　ひきこもり 　孤　立 　睡　眠 　食　事		
どのように考えているか 　信頼の程度 　心配の程度 　否定的思考 　思考の反すう 　強迫思考 　過去についての心配 　未来についての心配 　集中力 　注意散漫 　有能な感覚 　全般的な興味の程度		
身体的問題 　エネルギーの程度 　食欲の程度 　体重増加あるいは減少 　性への関心 　過眠あるいは不眠		

このページは，治療において利用する場合に限り複製可能。
(From : R.P. Reiser & L.W. Thompson : Bipolar Disorder)　　　©2005 Hogrefe & Huber Publishers

付録6　うつ・躁に対する早期・中期・終期サインの同定

項　目	早期症状	中期症状	終期症状
どのように感じているか 　悲しい／憂うつ 　不　安 　怒　り 　激　越 　恥ずかしい 　嬉しい 　高　揚 　焦　燥 　茫　然 　死にたい 　絶　望			
どんな行動をしているか 　社会的な交際のレベル 　落ち着かなさ 　活動性のレベル 　話の速さ 　ひきこもり 　孤　立 　睡　眠 　食　事			
どのように考えているか 　信頼の程度 　心配の程度 　否定的思考 　思考の反すう 　強迫思考 　過去についての心配 　未来についての心配 　集中力 　注意散漫 　有能な感覚 　全般的な興味の程度			
身体的問題 　エネルギーの程度 　食欲の程度 　体重増加あるいは減少 　性への関心 　過眠あるいは不眠			

このページは，治療において利用する場合に限り複製可能。
(From: R.P. Reiser & L.W. Thompson: Bipolar Disorder)

7. 付録：ツールと資料

付録7　「非機能的思考記録」の見本——証拠の検討

状況（誰と一緒にいたか，何が起こったか，いつ起こったか等について，詳細な状況を書き入れなさい）

思考	感情－気分	代替思考－根拠に対する反証	気分の変化
ヒント：その時、頭の中にどんなことが浮かんでいましたか？ 直後のイメージや記憶は何でしたか？ その時自分自身に対して何と言っていましたか？ 自己、未来、周りの世界についてどのように考えていますか？ 意味するものは何ですか？ 自分の思考はその状況と"不釣り合い"ですか？	もっとも強い情動反応に注目し、気分を1語で記述し、0－100の強度で評価して下さい。	この思考が真実である根拠は何でしょうか？ 他の人は何と言うでしょうか？ 同じ状況で友人には何と言ってあげますか？	これらの代替思考は、気分にどんな影響を与えましたか？

このページは、治療において利用する場合に限り複製可能。
(From: R.P. Reiser & L.W. Thompson: Bipolar Disorder)　　　©2005 Hogrefe & Huber Publishers

付録8 セルフヘルプに関する資料

書籍

Amador, X. (2000). *I am not sick, I don't need help! A practical guide for families and therapists*. Peconic, NY: Vida Press.

Burns, D.D. (1999). *Feeling good*. New York: Avon Books. 邦訳：野村総一郎，夏苅郁子，山岡功一，小池梨花，佐藤美奈子，林建郎訳『いやな気分よ，さようなら　増補改訂第2版』（星和書店，2004）

Burns, D.D. (1999). *The feeling good handbook*. New York: Plume Books. 邦訳：野村総一郎監訳，関沢洋一訳『フィーリング Good ハンドブック』（星和書店，2005）

Copeland, M.E. (1994). *Living without depression and manic-depression*. Oakland, CA: New Harbinger.

Fuller Torrey, E. & Knable, M. (2002). *Surviving manic depression*. New York: Basic Books.

Granet, R., & Ferber, E. (1999). *Why am I up, why am I down*. New York: Dell.

Greenberger, D., & Padesky C. (1995). *Mind Over Mood*. New York: Guilford Press.

Jamison, K. (1995). *An unquiet mind*. New York: Alfred A. Knopf

Miklowitz, D. (2002). *The bipolar disorder survival guide: What you and your family need to know*. New York: Guilford Press.

Scott, J. (2001). *Overcoming mood swings – a self-help guide using cognitive behavioral techniques*. New York: New York University Press.

ウェブサイト

http://www.dbsalliance.org/: Website for the Depressive and Bipolar Support Alliance (DBSA)

http://www.nami.org/: Website for National Alliance for the Mentally Ill

http://www.stepbd.org/: Website for the Systematic Treatment Enhancement Program for Bipolar Disorder

http://www.nimh.nih.gov/healthinformation/bipolarmenu.cfm: Website for National Institutes of Health

http://www.bipolarnews.org/: Website with information on life charting and bipolar disorder research

http://www.nlm.nih.gov/medlineplus/bipolardisorder.html National Library of Medicine – Medline research database on bipolar disorder

http://www.bpkids.org/: The Child and Adolescent Bipolar Foundation

http://www.bpso.org/: Bipolar Significant Others

セルフヘルプ組織（地方支部をもつもの）

うつ病・双極性障害サポート協会（Depressive and Bipolar Support Alliance; DBSA）：双極性障害に関連する教育および研究を促進し，地方の患者が協会支部やサポートグループに参加するのを後援する全国的なサポートグループ。

精神障害のための全国協会（National Alliance for the Mentally Ill; NAMI）：双極性障害を含めた重症精神障害に関連する教育および研究を促進し，地方支部やサポートグループを後援する全国的なサポートグループ。

監訳者あとがき

　これまでに行われた長期経過に関する調査から，双極性障害は，再発の危険性が高いこと，病相が頻発化したり慢性化したりという難治例も少なくないこと，病相期のみならず明らかな気分症状がない間欠期においても社会生活機能が大きく障害されること，自殺完遂率が高いことなどがわかっています。したがって双極性障害の治療は，急性期だけでなく維持療法期も含めた長期的視点に立った治療選択をする必要があります。

　双極性障害の治療において，薬物療法はその根幹をなします。2000年以降，双極性障害の薬物療法に関する大規模の無作為化比較試験がおこなわれ，さまざまな臨床知見が得られたことにより，進展がみられますが，しかし薬物療法を継続することの難しさや，薬物療法が継続できたとしても改善が十分でない方が多く存在することも指摘されています。双極性障害の心理療法は，これまであまり取り上げられることはありませんでしたが，これらの問題や課題に資することが期待され，関心が高まっています。本書でも述べられているように，心理療法は，決して薬物療法の代替となるものではありませんが，薬物療法を補完する双極性障害の治療上欠かすことのできないものと考えられます。

　本書には，現時点で双極性障害に対する有効性が確認されている心理療法である，心理教育，家族療法，認知行動療法，対人関係・社会リズム療法などの具体的な技法の解説や臨床場面での応用法などがまとめられています。双極性障害のテキスト（Manic Depressive Illness, 2000）を著したGoodwinは，著書の中でうつ病，統合失調症の治療の発展との対比の中で，双極性障害をネグレクトされた疾患と呼んでいます。わが国の双極性障害の治療において，薬物療法はこの10数年間にいくつかの進展がみられていますが，心理療法は残念ながら現時点ではネグレクトされた治療といえます。双極性障害の臨床において，適切な薬物療法にあわせて，エビデンスに基づく心理療法が日常的に実践され，多くの双極性障害で苦しむ人々が救われる時代がくることが望んでいます。本書が，その際の参考になれば望外の喜びです。

2011年7月
岡本泰昌

著者紹介

ロバート・P・レイサー（Robert Reiser, PhD）
認知療法アカデミーフェロー，カリフォルニア州パロ・アルトのパシフィック心理学大学院グロノスキー心理クリニック，デレクターとして，大学院生の訓練のスーパーバイズ，認知行動療法の講義および地域精神医療における双極性障害の治療の向上に関するワークショップ，コンサルテーション，技術援助を行っている。臨床および研究上の主な関心は，地域医療や外来でのエビデンスに基づく治療法の開発や実践。

ラリー・W・トンプソン（Larry W. Thompson, PhD）
1951年，フロリダ州立大学博士号を取得し，以後デューク大学，南カリフォルニア大学，スタンフォード大学の教授を歴任。近年は，エビデンスに基づく心理療法的介入法を研究室から地域医療に移すことに興味を持っている。

監修者紹介

貝谷久宣（かいや・ひさのぶ）
1943年　名古屋生まれ。名古屋市立大学医学卒業。マックス・プランク精神医学研究所ミュンヘン留学。岐阜大学医学部神経精神医学教室助教授。自衛隊中央病院神経科部長。現医療法人和楽会理事長。NPO法人不安・抑うつ臨床研究会代表。NPO法人東京認知行動療法アカデミー事務局長。第3回日本認知療法学会会長。第1回日本不安障害学会会長。
　主著：『パニック障害』（不安・抑うつ臨床研究会編，日本評論社），『不安障害の認知行動療法』（共編，日本評論社），『社交不安障害』（編著，新興医学出版社），『気まぐれ「うつ」病──誤解される非定型うつ病』（単著，筑摩書房），『不安恐怖症のこころ模様──パニック障害患者の心性と人間像』（講談社こころライブラリー，2008）

久保木富房（くぼき・とみふさ）
東京大学名誉教授，医療法人秀峰会　心療内科病院　楽山　名誉院長
1969年　東京大学医学部保健学科卒。1973年　東京大学医学部医学科卒。1996年　東京大学教授（医学部附属病院，心療内科）。2005年　早稲田大学　先端科学・健康医療融合研究機構　客員教授，東京大学名誉教授，医療法人秀峰会楽山　病院長。2008年　医療法人秀峰会　心療内科病院　楽山　名誉院長，現在に至る。日本不安障害学会理事長，日本ストレス学会理事，日本うつ病学会理事など。NPO法人東京認知行動療法アカデミー学院長
　主著：『不安症の時代』（不安・抑うつ臨床研究会編，日本評論社），『抗不安薬の選び方と使い方』（共著，新興医学出版社），『心療内科』（共編，星和書店）他多数

丹野義彦（たんの・よしひこ）
1978年，東京大学文学部心理学科卒業。1985年，群馬大学大学院医学系研究科修了。現在，東京大学大学院総合文化研究科教授。NPO法人東京認知行動療法アカデミー教務主任理事
　主著：『認知行動アプローチと臨床心理学』（単著，金剛出版，2006），『臨床認知心理学』（共編，東京大学出版会），『うつ病・パーソナリティ障害・不安障害・自閉症への対応』（共編，金子書房），『PTSD・強迫性障害・統合失調症・妄想への対応』（共編，金子書房），『認知療法・認知行動療法事例検討ワークショップ』（共著，星和書店），『臨床と性格の心理学』（共著，岩波書店），『認知行動療法100のポイント』（監訳，金剛出版）他多数。

監訳者紹介

岡本泰昌（おかもと・やすまさ）
広島大学大学院　医歯薬学総合研究科　精神神経医科学　講師
平成元年大分医科大学医学部医学科卒業，平成7年広島大学大学院医学研究科修了，博士（医学）。平成11年より広島大学病院精神科外来にて気分障害専門外来を開設，平成15年よりうつ病のグループ認知行動療法を開始。「ひとはどうして気分障害になるのか，気分障害になったらどうしたらよく治るのか」をテーマに臨床を実践。専門は気分障害，脳画像研究，認知行動療法。
　主著：『気分障害』『気分障害の治療ガイドライン』（共著，医学書院），『うつ病治療ハンドブック』（共著，金剛出版），『うつ病の集団認知行動療法実践マニュアル――再発予防や復職支援に向けて』（編集，日本評論社），『精神科研修ノート』（編集，診断と治療社），『うつ病の認知行動療法――行動活性化練習帳』（監訳，創元社）

訳者紹介

岡本泰昌
（同上）
田辺紗矢佳（たなべ・さやか）
（同上）
萬谷智之（まんたに・ともゆき）
（マツダ病院　精神科・心療内科）
竹林　実（たけばやし・みのる）
（国立病院機構呉医療センター・中国がんセンター　精神科，臨床研究部）

エビデンス・ベイスト
心理療法シリーズ
Advances in Psychotherapy Evidence-Based Practice
❶双極性障害
2011年9月1日　印刷
2011年9月10日　発行

著　者　ロバート・P・レイサー，
　　　　ラリー・W・トンプソン
監修者　貝谷久宣，久保木富房，丹野義彦
監訳者　岡本泰昌
発行者　立石正信

印刷／平河工業社　製本／誠製本

発行所　株式会社金剛出版
〒112-0005　東京都文京区水道1-5-16
電話 03-3815-6661　振替 00120-6-34848

ISBN978-4-7724-1301-5 C3011　　Printed in Japan©2011

http://kongoshuppan.co.jp/

エビデンス・ベイスト 心理療法シリーズ ❽ 社交不安障害

貝谷久宣,久保木富房,丹野義彦監修
M・M・アントニー,K・ロワ著／鈴木伸一監訳

社交不安障害の診断のポイントと病態の特徴,アセスメントツールとその評価方法,治療（認知行動療法プログラム）の構成要素とそれら治療技法の選択に関わる諸要因の影響性についての解説,および症例の紹介など,必要とされる主要な情報がコンパクトに解説されている。　　　　　　　　　B5判　120頁　2,520円

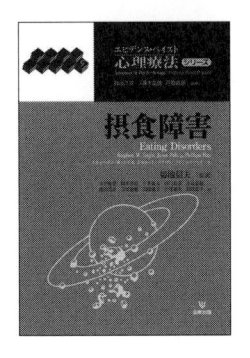

エビデンス・ベイスト 心理療法シリーズ ❾ 摂食障害

貝谷久宣,久保木富房,丹野義彦監修
S・W・トイズ,J・ポリヴィ,P・ヘイ著／切池信夫監訳

シリーズ第一弾の『摂食障害』では,神経性食思不振症（AN）,神経性過食症（BN）,特定不能の摂食障害（EDNOS）の疫学,診断,アセスメント,また,発症とその維持についての理論的モデルを解説し,臨床場面での認知行動療法を中心としたエビデンスに基づく治療法を提示する。　　　　　　　B5判　120頁　2,520円

[以下続巻] ●各巻 2,520円

❷ 強迫性障害
J・S・エイブラモウィッツ［著］／原井宏明［監訳］

❸ 子どもの虐待
C・ウィカール他［著］／福井至［監訳］

❹ 統合失調症
S・M・シルヴァースタイン他［著］／岸本年史［監訳］

❺ ADHD
A・U・リケル,R・T・ブラウン［著］／松見淳子［監訳］

❻ ギャンブル依存
J・P・ウェラン他［著］／福居顯二,土田英人［監訳］

❼ アルコール依存
S・A・メイスト他［著］／福居顯二,土田英人［監訳］

認知行動療法を身につける

伊藤絵美,石垣琢麿監修／大島郁美,安元万佑子著
　シリーズ「Challenge the CBT」第2弾。クライエントの症例に応じたオーダーメイド型CBTを学ぶグループとセルフヘルプのための一冊。2,940円

うつ病治療ハンドブック

大野　裕編　うつ病・抑うつ症状についての最新のデータ,理解の仕方,多面的な治療法,そしてそれらを補う「臨床的知見」や治療のこつについて詳しく述べるコンパクトなハンドブック。　　4,830円

統合失調症を理解し支援するための認知行動療法

D・ファウラー他著／石垣琢麿・丹野義彦監訳／東京駒場CBT研究会訳　統合失調症の妄想・幻聴体験を受け入れながら,その治療方法を確かなアセスメントから導くための認知行動療法。　3,780円

未熟型うつ病と双極スペクトラム

阿部隆明著　うつと躁の境界線はどこに存在するのか。「未熟型うつ病」論考から,双極スペクトラム論,うつ病経過・症状論,気分障害論へと考察を進める臨床試論。　　　　　　　　　　　　　　4,725円

Ψ 金剛出版　〒112-0005　東京都文京区水道1-5-16　　＊価格は税込（5％）です
Tel. 03-3815-6661　Fax. 03-3818-6848　e-mail　kongo@kongoshuppan.co.jp

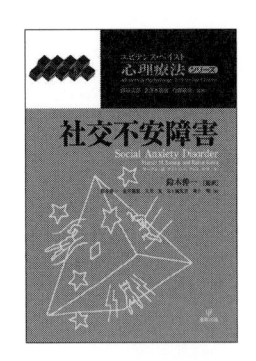